la Spalla dello sportivo

ISBN: 978-88-89986-26-4
I edizione 2013

Vicolo dell'Inganno, 8 - 25122 Brescia - Italy
Q +39 030 2053593
Fax +39 030 2053493
cavinatoeditore@hotmail.com
info@cavinatoeditore.com
www.cavinatoeditore.com
Progetto grafico, copertina e impaginazione **Alfonso Longobardi** - Napoli

Mario Ciarimboli
Medico - Fisiatra (Direttore dell'Istituto di Riabilitazione "Le Ville" e del Centro "BRAIN" s.r.l.)

Alessandro Ciarimboli
Medico - Fisiatra (Primario di Riabilitazione della casa di cura "Villa Margherita" di Benevento)

Luigi Falzarano
Dottore in Fisioterapia (Fisioterapista di Società Sportive)

La spalla dello Sportivo

Prefazione di
Salvatore Biazzo

CAVINATO EDITORE INTERNATIONAL

Prefazione

Lo sci non è propriamente annoverabile tra le specialità sportive cosiddette over-head nelle quali gesti tecnici particolari producono per trauma o usura da attività la 'spalla dolorosa': tuttavia, posso assicurarvi per esperienza diretta che in conseguenza di un volo e di una caduta rovinosa la mia è una spalla particolarmente dolorosa, e soltanto una riabilitazione prolungata e appropriata mi ha restituito una accettabile mobilità.

Essendomi cimentato nel wind-surf e nelle derive, mai in maniera agonistica, (il che potrebbe essere un'aggravante, venendo meno la preparazione atletica necessaria) posso solo testimoniare che le sollecitazioni a cui sono sottoposte le spalle e la colonna vertebrale sono eccezionali, specie quando si cazza una vela, si procede di bolina, o si deve recuperare la vela del surf in mare, dove anche qui movimenti non proprio over-head impegnano comunque spalle e schiena.

Altri tipi di traumi, agli arti inferiori, mi pongono sicuramente nella categoria degli sfigati ma anche di una persona che in virtù di una terapia e di un programma riabilitativo appropriato continua a svolgere in pienezza tutte le attività sportive, mentre sfiora i sessantotto anni e negli ultimi tre ha conseguito il brevetto di sub. E di questo ringrazio anche il dottor Mario Ciarimboli, autore del libro, amico fraterno di lunga data, ma soprattutto un fisiatra eccellente.

La mia professione di giornalista, soprattutto sportivo, mi ha consentito anche valutazioni di tipo oggettivo della 'spalla dolorosa' nel mondo dello sport e soprattutto nel calcio dove i portieri sono i più a rischio. Ne prendo uno a caso, meritevole di attenzione per aver patito una lussazione alla spalla in fase di gioco, soffrendo per questo del dolore così bene descritto in questo volume, e aver subito successivamente nel corso di una attività agonistica ad altissimo livello una operazione per un'ernia discale, mentre giocava i Mondiali del 2010. L'intervento non gli ha impedito di partecipare al campionato successivo e di vincere nel 2013 l'ennesimo scudetto. Il suo nome è Gigi Buffon, più volte portiere dell'anno, considerato uno dei migliori di tutti i tempi, per la presa alta, per le uscite, le distensioni sui tiri angolati all'incrocio, nonostante la sua 'spalla dolorosa'. Anche nel suo caso la riabilitazione ha giocato un ruolo straordinario, restituendoci ogni volta il campione di prima, pur dopo un intervento all'adduttore della coscia destra.

Scrivendo questo libro Mario Ciarimboli, mi permetto di dire, ha svolto un lavoro di servizio di notevole importanza, mettendo a fuoco la tipicità della 'spalla dolorosa', i percorsi riabilitativi, i quadri clinici che fanno capo alla sindrome di cui ha scritto. Ai colleghi ha rilasciato un manuale scientifico di evidente valore, a me, personalmente, l'onore di scrivere la prefazione ad un'opera lontana dai miei interessi ma la cui lettura mi ha accresciuto culturalmente. Gliene sono grato.

Salvatore Biazzo

Introduzione

Nell'ultimo decennio, la crescita delle conoscenze riabilitative in ambito sportivo ha determinato marcata attenzione verso le disfunzioni della spalla nelle pratiche atletiche. Numerosi studi sono stati condotti sui movimenti ripetuti dell'arto superiore al di sopra della testa definiti, in gergo anglosassone, "gesti sportivi overhead", tipici di sport come la pallavolo, il baseball, il football e il basketball. Obiettivo di questa monografia è l'analisi dei principali sport a rischio di conseguenze legate agli adattamenti della spalla durante la performance atletica negli sport "di lancio". Scopo ulteriore è quello di identificare i possibili trattamenti delle patologie della spalla sotto il triplice aspetto della terapia fisica, del trattamento chinesiterapico e delle proposte riabilitative.

Mario Ciarimboli

Capitolo I
Anatomia e Fisiologia Articolare

1.1 Anatomia del complesso della spalla

Il "complesso" della spalla comprende cinque articolazioni distinte in due gruppi:

Primo gruppo

1 - Articolazione gleno-omerale:
è una enartrosi formata dalla testa omerale e la cavità glenoidea, ampliata dal cercine glenoideo che garantisce congruenza tra le superfici articolari.

2 - Articolazione sottodeltoidea:
è una pseudo articolazione con un piano di scivolamento anatomico cellulo-adiposo tra il muscolo deltoide e il sottostante piano osseo, contenente una borsa sierosa sottodeltoidea.

Secondo gruppo

3 - Articolazione scapolo-toracica:
è così definita per lo scorrimento che la scapola realizza sul torace.

4 - Articolazione acromion-clavicolare:
è un'artrodia tra la parte distale della clavicola e l'acromion della scapola. È rinforzata superiormente dal legamento acromion-clavicolare e inferiormente dal legamento coraco-clavicolare.

5 - Articolazione sterno-costo-clavicolare:
è un'articolazione a sella o doppia artrodia formata dalla parte mediale della clavicola e dallo sterno. Come facilmente si comprende, soltanto tre di queste articolazioni sono **"vere" in senso anatomico** (gleno-omerale, acromion-clavicolare, sterno-costo-clavicolare), mentre le altre due (sottodeltoidea e scapolo-toracica) sono "**false" in senso anatomico ma "vere" in senso chinesiologico** perché comprendono due superfici di scivolamento una vicino all'altra.

1.2 Fisiologia articolare della spalla

La spalla è la più mobile di tutte le articolazioni del corpo umano. Ha tre gradi di libertà di movimento, che permettono l'orientamento dell'arto superiore in rapporto ai tre piani dello spazio. Il complesso articolare genera molteplici movimenti tra i quali annoveriamo la flesso-estensione, la adduzione/abduzione, la intra-ed extra rotazione e la flesso-estensione orizzontale; a questi si aggiungono altri movimenti ancor più complessi (movimenti del moncone della spalla con azione dell'articolazione scapolo-toracica e movimento di circonduzione che unisce tutti i movimenti semplici precedentemente descritti che formano il cosiddetto "cono di circonduzione").

1.3 Apparato muscolare della spalla

Numerosi muscoli partecipano ai movimenti della spalla:

a) **muscoli intrinseci della spalla**
(muscoli della cuffia dei rotatori, grande rotondo e deltoide)

b) **muscoli spino-appendicolari**
(trapezio e gran dorsale) e **toraco-appendicolari** (grande pettorale, piccolo pettorale e gran dentato) che rendono possibile la complessità dei movimenti del cingolo scapolare.

Sovraspinoso (Fig.1.1):
Origina dalla parte mediale della fossa sovraspinosa della scapola e decorre lateralmente sopra la capsula articolare alla quale aderisce passando al di sotto dell'estremità acromiale della clavicola. Si inserisce nella parte superiore della grande tuberosità dell''omero. Con la sua azione abduce e ruota all'esterno il braccio, in sinergia con l'azione del deltoide.

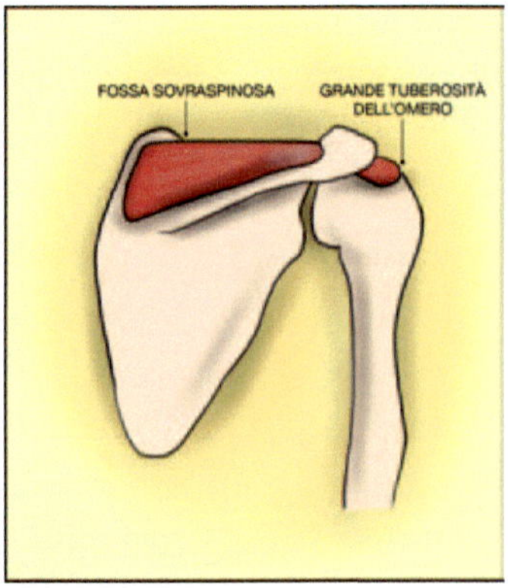

Figura 1.1 – Muscolo sovraspinoso

Sottospinso o infraspinato (Fig.1.2):
Prende origine dalla parte mediale della fossa infraspinosa e dalla spina della scapola. I suoi fasci si dirigono obliquamente verso l'alto e terminano sulla parte mediale della grande tuberosità omerale. Con la sua azione ruota esternamente il braccio e stabilizza la capsula dell'articolazione scapolo omerale.

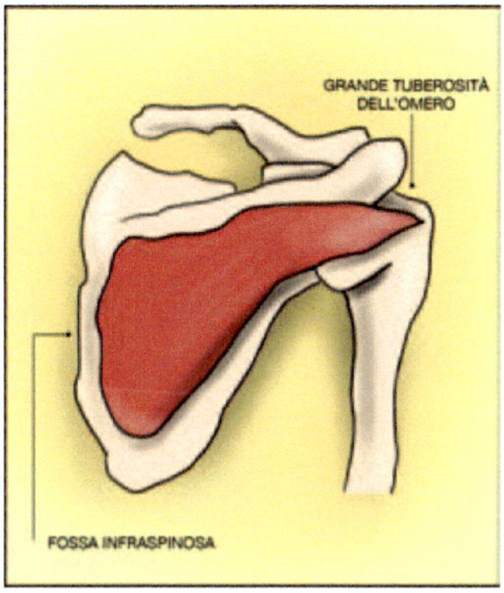

Figura 1.2 – Muscolo sottospinoso

Sottoscapolare (Fig.1.3):
Ha origine nella fossa sottoscapolare e si inserisce sulla piccola tuberosità dell'omero. Alcuni fasci si inseriscono, inoltre, sulla cresta del tubercolo minore. Con la sua azione adduce e ruota verso l'interno il braccio.

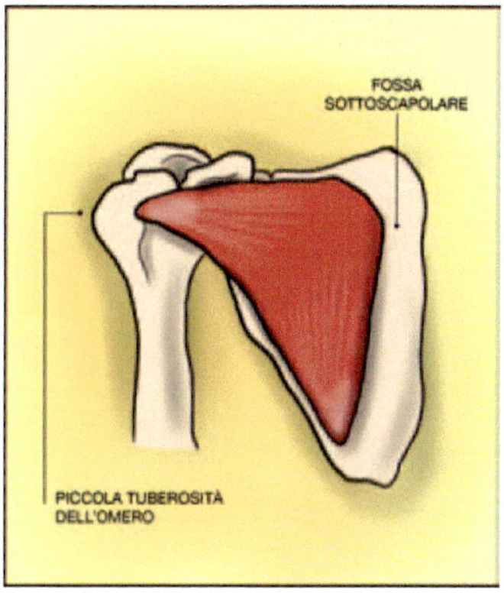

Figura 1.3 – Muscolo sottoscapolare

Piccolo rotondo (Fig.1.4):
Origina dalla fossa infraspinosa sopra l'origine del muscolo grande rotondo e si inserisce alla faccetta inferiore della grande tuberosità omerale. Con la sua azione, in sinergia con l'infraspinato, ruota verso l'esterno il braccio.

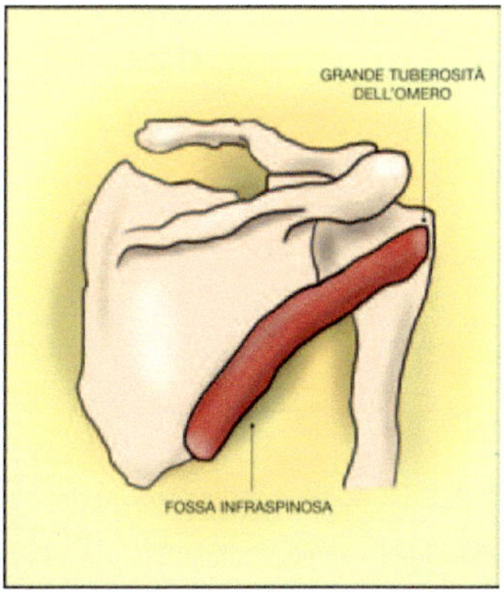

Figura 1.4 – Muscolo piccolo rotondo

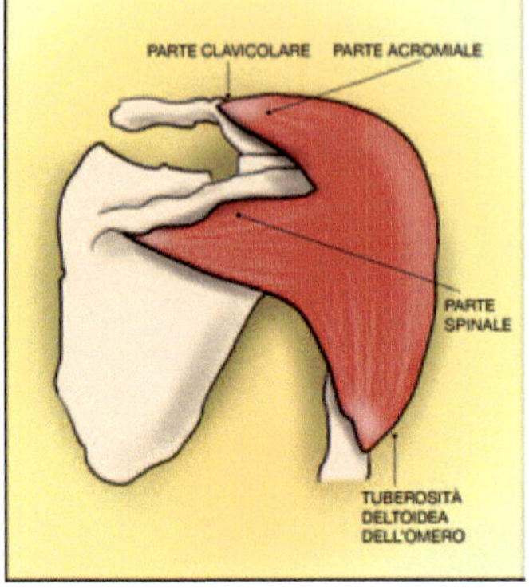

Figura 1.5 – Muscolo deltoide

Deltoide (Fig.1.5):
È un muscolo composto da tre parti: una parte anteriore, una parte mediale ed una parte posteriore. La parte clavicolare (anteriore) origina dalla terzo laterale della clavicola; quella acromiale (mediale) origina dall'apice e dal margine laterale dell'acromion; quella spinale (posteriore) origina dal labbro inferiore della spina della scapola.

Tutte e tre le parti si inseriscono sulla tuberosità deltoidea dell'omero.Il muscolo deltoide è il più potente abduttore dell'omero fino a 90°, soprattutto con i fasci medi. Al di sopra dei 90° entrano in gioco le azioni dei muscoli trapezio e gran dentato.

Grande rotondo (Fig.1.6):
Ha origine dalla parte inferiore del margine laterale della scapola. Si inserisce sulla cresta della piccola tuberosità dell'omero.
La sua azione principale è quella di addurre, estendere ed intraruotare l'omero.

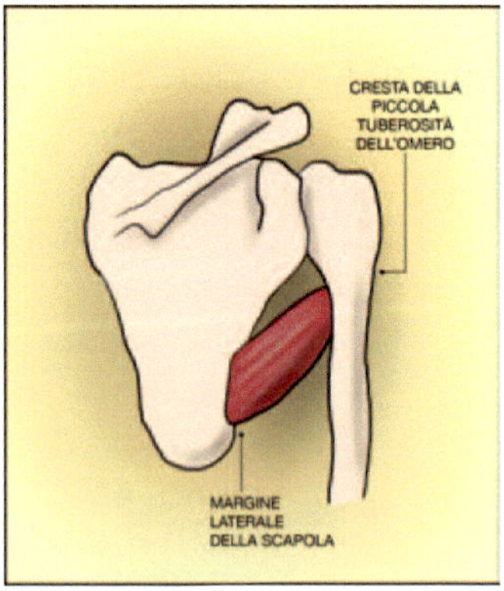

Figura 1.6 – Muscolo grande rotondo

Trapezio (Fig.1.7):
Scolasticamente viene diviso in tre parti: discendente, trasversa e ascendente. La parte discendente origina dall'occipite. La parte trasversa origina dal processo spinoso della settima vertebra cer vicale al processo spinoso della terza vertebra toracica.

La parte ascendente origina dal processo spinoso della seconda vertebra toracica al processo spinoso della dodicesima vertebra toracica.

La parte discendente si inserisce al terzo laterale della clavicola, quella trasversa al margine mediale dell'acromion e quella ascendente al margine laterale superiore della spina della scapola. Con la sua azione eleva ed adduce la spalla, estende la testa ruotandola verso il lato opposto. Attira verso l'indietro scapola e clavicola.

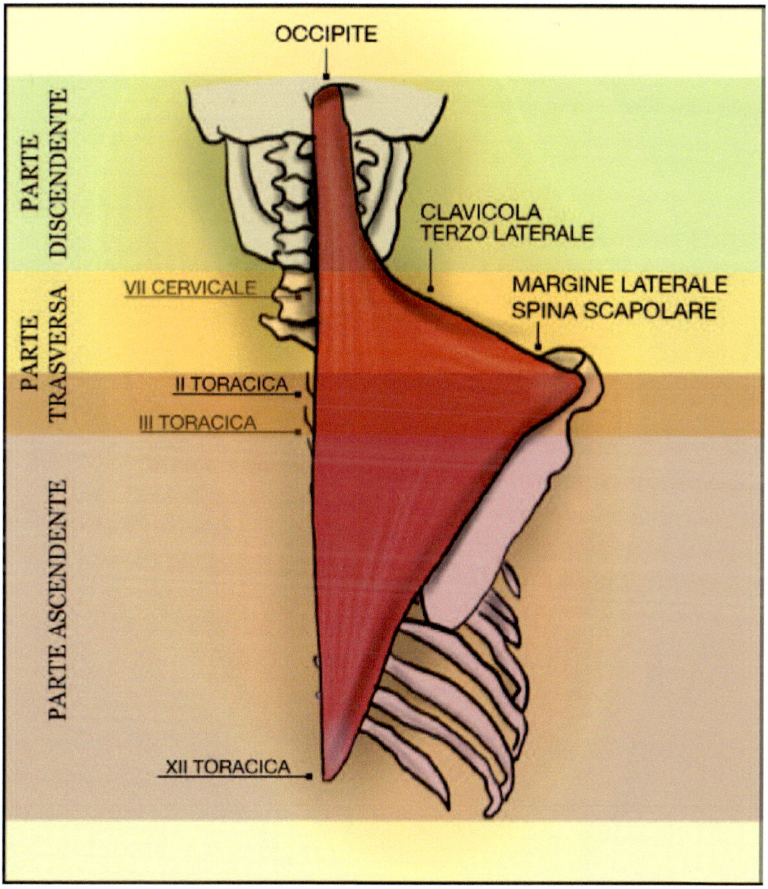

Figura 1.7 – Muscolo trapezio

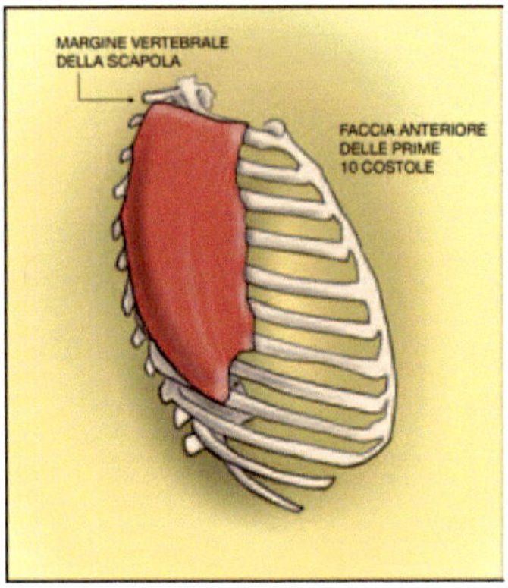

Figura 1.8 – Muscolo dentato anteriore

Dentato anteriore (Fig.1.8): origina dalla faccia esterna delle prime 10 coste. Si inserisce sul margine vertebrale della scapola. Con la sua azione eleva le costole (muscolo inspiratorio); abduce e ruota esternamente la scapola.

Grande pettorale (Fig.1.9): è un muscolo superficiale del torace e si unisce con la clavicola, lo sterno e l'omero. Il ruolo di questo muscolo è quello di addurre e ruotere all'interno l'omero.

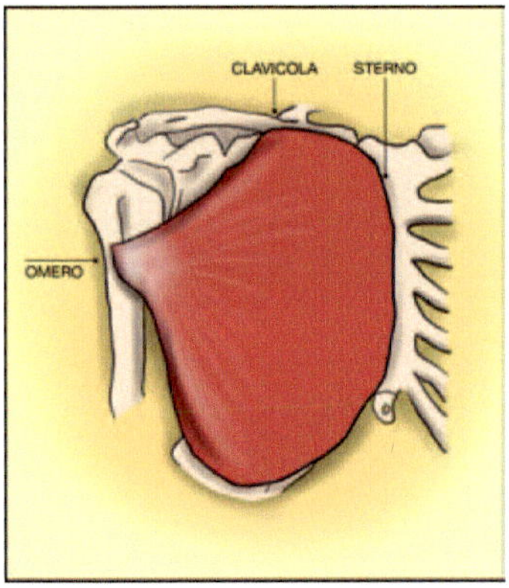

Figura 1.9 – Muscolo grande pettorale

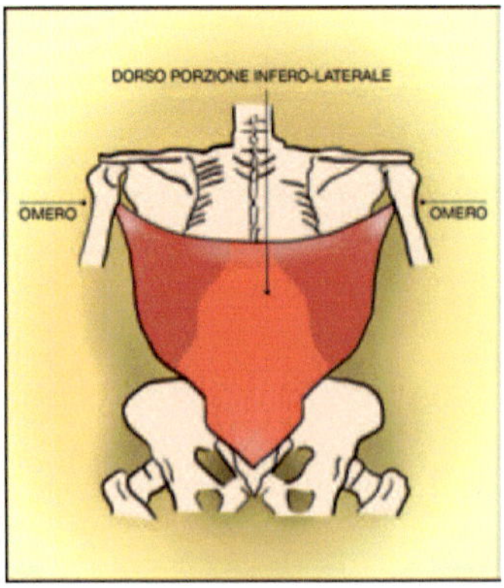

Figura 1.10 – Muscolo grande dorsale

Grande dorsale (Fig.1.10): ricopre la parte inferiore e laterale del dorso. Con la sua azione adduce, estende e ruota all'interno l'omero; se si prende come punto fisso l'omero solleva il tronco ed innalza le costole. Agendo bilateralmente iperestende il rachide (tratto lombare e dorsale inferiore) e porta il bacino in antiversione.

Capitolo II
La Sindrome della spalla dolorosa

2.1 Introduzione

Il movimento della spalla può essere considerato come la risultante di una mobilizzazione simultanea di più articolazioni e, per tal motivo, sono presenti numerosi punti di potenziale "incongruenza" e conseguente patologia.

Tali situazioni, di diversa natura eziopatologica, vanno sotto il nome identificativo di "spalla dolorosa". Questa, statisticamente, è la terza causa di consultazione del medico curante dopo le sindromi cervicali e la lombalgia.

Clinicamente le principali cause di dolore alla spalla sono:

1) impingement con osteofitosi
2) infiammazione della borsa sottodeltoidea
3) sofferenza dei muscoli della cuffia
4) tendinopatia.

Pertanto risulta essere molto importante l'attuazione di un programma terapeutico-riabilitativo, al fine di restituire, nelle migliori condizioni possibili, l'atleta alle competizioni agonistiche.

Nel soggetto sportivo la patologia e la sintomatologia sono prevalentemente correlate al tipo di attività svolta (pallavolo, lanci, ecc.), in particolare quando la spalla è soggetta a movimenti vio-

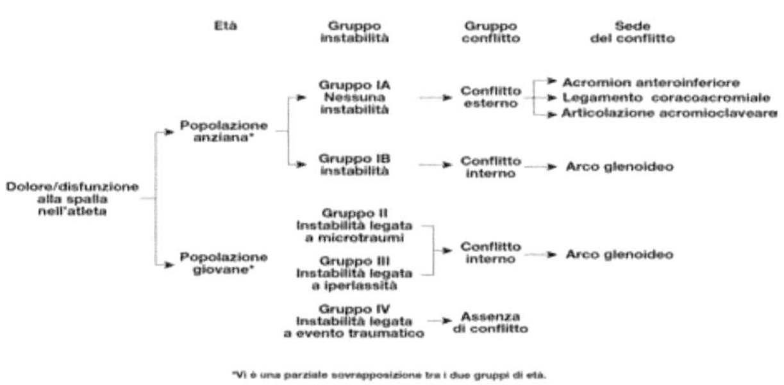

Figura 2.1 – Classificazione del dolore alla spalla e disfunzione nell'atleta "overhead" (da B.Brotzman "Riabilitazione in ortopedia")

lenti e ripetitivi, che possono determinare microtraumi e instabilità (Fig.2.1). In ambito medico sportivo la sindrome della spalla dolorosa costituisce una delle più frequenti cause di sospensione e, addirittura, di interruzione della pratica sportiva.

Pertanto risulta essere molto importante l'attuazione di un programma terapeutico-riabilitativo, al fine di restituire, nelle migliori condizioni possibili, l'atleta alle competizioni agonistiche.

2.2 L'instabilità di spalla

L'arto superiore nell'uomo ha subito filogeneticamente nel corso dello sviluppo adattamenti che ne hanno trasformato l'abilità nella locomozione in abilità nella relazione. Questa evoluzione ha reso indispensabile la coesistenza tra le caratteristiche di stabilità e mobilità, fondamentali per l'esecuzione dell'atto motorio della spalla. Fra le attività relazionali conquistate dall'uomo, il gesto del lancio rappresenta un eccellente risultato.

Se nei tempi antichi lo "stress" articolare era utilizzato come gesto di offesa e difesa finalizzato a garantire la sopravvivenza, oggi esso viene essenzialmente adoperato in situazioni ludiche o sportive.

Proprio in questi contesti la spalla esercita una corretta funzione di stabilità, ma essendo un'articolazione molto mobile quello che acquisisce in termini di mobilità, lo perde in stabilità. Per questo motivo il controllo neuromuscolare, a differenza di altre articolazioni, gioca un ruolo determinante.

Il termine instabilità, molto utilizzato in letteratura, appare di difficile definizione a causa della quantità di strutture coinvolte, della complessità della loro cinetica e della difficoltà del controllo centrale; per questo motivo l'instabilità è trattata esclusivamente in relazione all'articolazione gleno-omerale. Secondo *Matsen* per instabilità si intende "una condizione clinica nella quale una traslazione indesiderata della testa omerale nella glenoide compromette il comfort e la funzione della spalla".

2.2.1 Stabilizzazione dell'articolazione gleno-omerale

La stabilità della articolazione gleno-omerale dipende da "stabilizzatori" statici e dinamici. Gli stabilizzatori statici sono le strutture anatomiche che conformano l'articolazione (cercine glenoideo, congruità articolare ecc.).

Gli stabilizzatori dinamici sono i muscoli.

La stabilizzazione muscolare della spalla avviene in quattro diversi modi:

1. Resistenza passiva;
2. Tensione muscolare che indirizza le forze di reazione dell'articolazione negli angoli glenoidei compresi;
3. Spostamento dell'omero rispetto alla glenoide, con aumento dei limiti statici;
4. Momenti torcenti contrapposti che limitano l'arco di movimento dell'articolazione gleno-omerale.

Le alterazioni di questo sistema dinamico di stabilizzazione hanno ripercussioni sul complesso spalla. I principali elementi che esplicano questa funzione "dinamica" sono i muscoli della cuffia dei rotatori. Essi svolgono tre funzioni principali:

1. Azione di contrasto del muscolo deltoide che porta, durante il movimento di abduzione, la testa omerale verso l'alto.
2. Rotazione esterna della spalla. Questo movimento di extrarotazione impedisce che la grande tuberosità della testa omerale vada a contatto con l'acromion durante l'elevazione del braccio.
3. Stabilizzazione della testa dell'omero nella glena.

2.2.2 Eziopatogenesi della "spalla dolorosa" nello sportivo

La spalla è stabile se sono efficienti i sopra elencati meccanismi di stabilizzazione articolare, muscolari e neurologici. Il gesto del lancio rappresenta un'azione di particolare impegno per la stabilità con un potenziale ciclo patogenetico che può portare alla situazione di instabilità.

Questo ciclo inizia con "l'overuse" con conseguente "accorciamento adattivo" dei muscoli motori gleno-omerali e scapolo-toracici. Questa situazione genera come compenso un "overstrain" (ipersollecitazione) di alcune strutture o l'insorgenza di movimenti involontari atti a garantire la funzione; la ripetizione gestuale in tali condizioni può determinare infiammazioni a carico delle strutture ipersollecitate o alterazioni artrocinematiche potenzialmente conflittuali (impingement). Il dolore conseguente inoltre può causare un'alterazione della propriocezione, determinata dal persistere degli impulsi nocicettivi; la conseguenza è un'alterata risposta motoria con caratteristiche simili all'instabilità.

Un improprio allenamento sportivo effettuato con gesti tecnici ripetitivi che privilegiano la muscolatura agonista conduce ad uno squilibrio muscolare con alterazione del centraggio dinamico della testa omerale e un deficit funzionale della muscolatura antagonista. Una asimmetria posturale, quale ad esempio un aumento della cifosi dorsale dovuto ad ipertrofia muscolare, contrasta l'estensione fisiologica del rachide e impedisce il corretto scivolamento scapolare; ciò genera l'aumento della flessione e rotazione esterna della spalla con stress sulle strutture anteriori dell'articolazione gleno-omerale.

2.3 Sindrome da conflitto

Il termine sindrome da conflitto fu usato per la prima volta da ***Neer*** nel 1972 per definire la compressione patologica della cuffia dei rotatori contro l'arco coraco-acromiale. Questa condizione determina stress dei muscoli della cuffia compromettendo la loro funzione di depressori della testa dell'omero durante l'attività "overhead" che intensifica ulteriormente il processo di conflitto.

Neer classificò la sindrome in tre stadi:

1. Stadio 1: esordio tipicamente giovanile (<25 anni); si manifesta con infiammazione ed edema, ROM limitato con arco doloroso tra i 60 e i 120°. Può essere reversibile e richiede un trattamento conservativo.

2. Stadio 2: esordio nel range di età che va dai 25 ai 40 anni; si manifesta con tendinite e fibrosi, limitazione attiva e passiva del ROM e dolore ricorrente con l'attività. Non è reversibile modificando le attività e richiede un trattamento chirurgico.
3. Stadio 3: esordio negli ultraquarantenni; si manifesta con speroni ossei e rotture tendinee, limitazione del ROM e disabilità progressiva. È irreversibile e richiede un trattamento chirurgico.

2.3.1 Eziopatogenesi

L'eziologia è multifattoriale: spesso più fattori concomitanti ne determinano la sintomatologia.

I fattori determinanti possono essere distinti in strutturali e funzionali. Nei primi abbiamo un dismorfismo delle strutture anatomiche in gioco (acromion, coracoide, omero, ecc.); nei secondi vi è invece un'alterata funzione, associata o meno a lesione organica. Per esemplificare, la successione schematica della patologia è la seguente:

1. sovraccarico funzionale tendineo (del sovraspinoso ed altri rotatori)
2. deficit funzionale del sovraspinoso (ridotta capacità a "centrare" la testa omerale)
3. sovraccarico funzionale del tendine del capo lungo del bicipite omerale
4. attrito del sovraspinoso e tendinite cronica del capo lungo del bicipite omerale
5. rottura della cuffia e del capo lungo del bicipite omerale
6. artrosi tra acromion e clavicola

2.3.2 Clinica

Il quadro clinico è sostanzialmente determinato da uno stato di "conflitto" che può essere primario o secondario:

- Il **conflitto primario** è determinato da relazione anormale tra cuffia dei rotatori ed arco coraco-acromiale. Questa condizione, generalmente, include i fattori strutturali che sono responsabili del restringimento dello spazio "sopra la testa" dell'omero.
- Il **conflitto secondario**, frequente in ambito sportivo, è un fenomeno clinico caratterizzato da un "restringimento relativo" dello spazio sottoacromiale. Può essere dovuto ad instabilità della gleno-omerale o della scapolo-toracica (Fig.2.2).

Nel primo caso la perdita della funzione di stabilizzazione della cuffia dei rotatori determina una traslazione superiore anormale della testa dell'omero (ridotta depressione della testa dell'omero nel lancio e minore "clearance") e un conflitto meccanico della cuffia dei rotatori con l'arco coracoacromiale.

Nel secondo caso abbiamo, invece, uno scorretto posizionamento della scapola in rapporto all'omero; ciò determina una retrazione insufficiente della scapola che determina l'impingement.

I pazienti con conflitto secondario sono più giovani e spesso praticano attività sportive con arto superiore "overhead" (sopra la testa), come baseball, nuoto, pallavolo o tennis. I pazienti con la retrazione della parte posteriore della capsula hanno un deficit di rotazione interna. La retrazione della parte posteriore della capsula genera una traslazione obbligata della testa dell'omero e della cuffia dei rotatori in direzione antero-

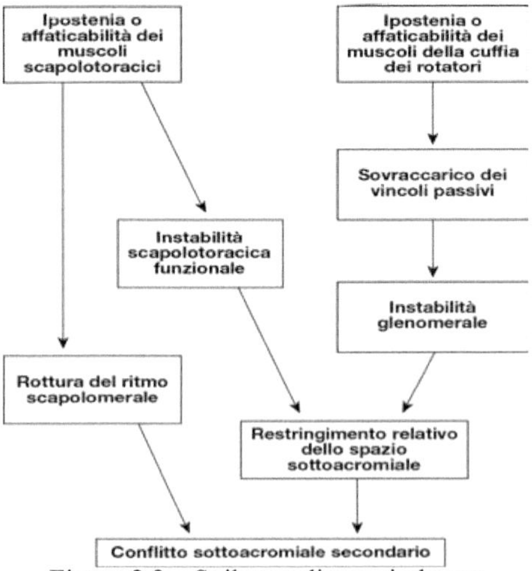

Figura 2.2 – Sviluppo di una sindrome da conflitto secondario (da B.Brotzman : "Riabilitazione in ortopedia")

superiore, che contribuisce all'impingement. Poiché nel conflitto secondario abbiamo essenzialmente un deficit di tipo funzionale, spesso una diagnosi sbagliata (diagnosi differenziale con il conflitto primario) con conseguente intervento chirurgico può determinare un peggioramento del quadro clinico con ulteriore instabilità della spalla. Il trattamento infatti è essenzialmente conservativo.

2.4 Lesioni traumatiche di spalla nello sport

2.4.1 Lesioni della cuffia dei rotatori

La comune inserzione dei tendini del sovraspinoso, sottospinato, piccolo rotondo e sottoscapolare determina la costituzione di una cuffia continua intorno alla testa omerale, che permette di realizzare una quantità infinita di momenti di rotazione, che si oppongono alle componenti vettoriali indesiderate esercitate dai muscoli gran pettorale e deltoide.

La rottura della cuffia può essere:

a. Parziale o a tutto spessore
b. Acuta o cronica
c. Traumatica o degenerativa.

Gli atleti "overhead" vanno incontro ad un maggior rischio di lesioni della cuffia per le elevate sollecitazioni meccaniche imposte alla spalla, ripetitive e ad alta velocità.

Gli atleti che hanno un certo grado di instabilità della spalla, possono subire una compressione della cuffia (conflitto interno), che contribuisce allo sviluppo di lacerazioni peri-articolari a pieno o a parziale spessore.

Le **manifestazioni cliniche** dei diversi tipi di rottura della cuffia sono costituite da rigidità articolare, ipostenia, instabilità e presenza di crepitio.

La lesione tendinea spesso origina in corrispondenza della superficie profonda, estendendosi superficialmente fino a tradursi in lesioni complete.

I requisiti per un normale funzionamento della cuffia dei rotatori sono rigorosi: includono la sua integrità, la presenza di muscoli forti, una normale lassità capsulare, la concentricità delle sfere di rotazione omerale e coracoacromiale.

2.4.2 Lesioni del tendine del bicipite

Negli atleti che compiono gesti di lancio "overhead", sono state evidenziate **lesioni Slap posteriori** (lesioni del capo lungo del bicipite brachiale), in particolare la più frequente è la posterosuperiore.

La lesione è condizionata da un "meccanismo di sfregamento posteriore" che avviene durante la fase di spinta in alto del lancio. La rottura del labbro, sul margine glenoideo, è il risultato della torsione del tendine del capo lungo del bicipite nel punto di inserzione sul labbro stesso. Anche se la testa dell'omero non si sublussa posteriormente in direzione della rottura, l'interruzione "dell'anello labbrale" consente la eccessiva traslazione della stessa nella direzione opposta antero-inferiore. Spesso queste lesioni sono associate ad instabilità, da alcuni definita pseudo-lassità.

Capitolo III
IL GESTO SPORTIVO "OVERHEAD"

3.1 Introduzione

Molti sport sono caratterizzati da specifici gesti atletici che comportano movimenti reiterati dell'arto superiore al di sopra della testa: essi sono definiti con il termine anglosassone "overhead". Il modello biomeccanico che accomuna tra loro questi sport è lo schema del lancio, effettuato dagli atleti del lancio del giavellotto, dal getto del peso ma anche dai giocatori di baseball e football, dai tennisti, dai nuotatori, dai pallavolisti e, in taluni movimenti, anche da ginnasti e golfisti.

In questi atleti "overhead" si registra un'incidenza molto elevata di lesioni a carico della spalla, la cui suscettibilità patologica è legata all'intrinseca mancanza di stabilità statica e alla complessità della stabilità dinamica, che dipendono dalla sua anatomia e dagli estesi gradi di movimento consentiti. Questi gesti tecnico-sportivi richiedono equilibrio tra attività muscolare e contenimento capsulo-legamentoso se effettuati nei gradi estremi della mobilità gleno-omerale, con velocità angolari e forze di torsione molto elevate; le strutture della spalla, in queste situazioni di stress, vanno incontro a lesioni da usura.

3.2 Gesto sportivo al di sotto dei 90° di abduzione

I gesti sportivi la cui esecuzione si svolge al di sotto dei 90° di abduzione dell'omero, risultano essere scarsamente patogenetici dal punto di vista della biomeccanica articolare. Fra le discipline sportive più comuni in questo ambito abbiamo il golf, il canottaggio, la canoa, la vela. L'aspetto che predispone al sovraccarico può essere distinto nell'elevato numero di ripetizioni gestuali, da cui potrebbero conseguire situazioni di instabilità, sindrome da conflitto, squilibri muscolari.

3.3 Gesto sportivo al di sopra dei 90° di abduzione (OVERHEAD)

Il gesto sportivo al di sopra del capo presenta una varietà di incidenze epidemiologiche che causano la sindrome della spalla dolorosa; per questo motivo risultano essere importanti i fattori funzionali e tecnico-sportivi per la corretta valutazione finalizzata ad un trattamento mirato.

3.3.1 Fattori funzionali

Le specialità sportive "overhead" presentano dei gesti tecnici caratterizzati da un regime di contrazione muscolare concentrica/eccentrica o pliometrica (contrazione concentrica esplosiva, immediatamente preceduta da contrazione eccentrica con estrinsecazione di energia potenziale accumulatasi nelle strutture elastiche del muscolo nella fase eccentrica).

In effetti la contrazione concentrica si alterna con contrazioni concentriche ed eccentriche, ad esempio come si verifica nel basket e nel nuoto. La richiesta di forza muscolare dipende prevalentemente dal peso dell'oggetto da lanciare, che influenza la quantità di accelerazione che l'atleta imprime allo stesso. Nelle discipline del basket, del getto del peso e della pallavolo si ha principalmente un impiego della forza veloce, della forza pura, della forza esplosiva.

Le specialità sportive che prevedono l'uso di forza esplosiva presentano un rischio maggiore, rispetto alle discipline con impiego prevalente di altri regimi di contrazione. In alcuni gesti tecnici è estremamente importante l'azione della la muscolatura antagonista, che determina l'effetto frenante nella fase immediatamente seguente il lancio, denominata dagli Autori americani follow-through ("seguire fino alla fine"); questa azione è data da un regime di contrazione eccentrica ed è influenzata dalle caratteristiche dell'oggetto lanciato che determinano, a loro volta, la velocità che lo sportivo può imprimere allo stesso. La contrazione pliometrica prevede una condizione di "prestiramento-accorciamento"; nei gesti tecnici degli sport di lancio o balistici si sfrutta la contrazione muscolare pliometrica per ottenere l'efficacia desiderata e si utilizza la contrazione eccentrica per regolare il gesto.

La corretta condizione di equilibrio e coordinazione fra muscoli fissatori (o stabilizzatori) ed effettori agonisti (o muscoli motori) influisce anche sul programma rieducativo o allenante preventivo. Per quanto riguarda la catena cinetica, essa può essere aperta o chiusa; la catena aperta prevede che l'arto superiore sia libero da vincoli di presa o di appoggio. Viceversa, come ad esempio nella locomozione quadrupedica, o nella sospensione ad un appiglio, si tratta di catena cinetica chiusa. Fra le specialità sportive più comuni a catena cinetica aperta vi sono quelle del nuoto, fra quelle a catena cinetica chiusa si annoverano le discipline della ginnastica artistica e dell'arrampicata sportiva.

Ovviamente tutti gli gesti in catena cinetica chiusa favoriscono la stabilità dell'articolazione gleno-omerale, determinando una minore incidenza patogenetica rispetto alle gestualità svolte in catena cinetica aperta.Tuttavia, la condizione di carico che segue ad una gestualità in catena cinetica chiusa, come nella locomozione quadrupedica o nell'appoggio, può provocare il conflitto sottoacromiale, come spesso si verifica nella ginnastica artistica.

3.3.2 Fattori tecnico-sportivi

Fra i fattori tecnico-sportivi molta importanza hanno le caratteristiche dell'oggetto lanciato (peso, volume e forma). L'uso di oggetti di peso moderato e di piccolo volume, come la palla da baseball, o di forma aerodinamica, come il giavellotto, permettono allo sportivo "lanciatore" di raggiungere velocità angolari molto elevate a livello della spalla che sono anatomicamente incompatibili con la sua stabilità; in questo caso è fondamentale la muscolatura antagonista in contrazione eccentrica modulatrice che va a limitare tale situazione di stress a livello della spalla soprattutto nella fase finale dell'ancio. Con l'aumentare del peso dell'oggetto, invece, aumenta la richiesta di forza muscolare da parte dell'atleta, nonché l'opportunità di sfruttare la contrazione muscolare di tipo pliometrica; ciò, però, presuppone un'adeguata mobilità articolare e un'idonea costruzione spazio-temporale del gesto sportivo.

L'impiego, nella pratica sportiva, di attrezzi propulsivi (tipologia di attrezzi che fungono da ausilio nello spostamento del praticante l'attività sportiva nello spazio) non sembra rivestire particolare interesse nei confronti della patologia di spalla; la specialità velica denominata "windsurf" merita forse ulteriori approfondimenti in merito alla patologia da sovraccarico, anche se le recenti evoluzioni della tecnica e dell'attrezzatura sembrano allineate con criteri logici di ergonomia.

L'impiego di attrezzi impulsivi, invece, (attrezzo che nella pratica sportiva è soggetto a uno o più impulsi da parte del praticante e non funge da mezzo coadiuvante nello spostamento) determina un aumento del momento di forza inerziale, facendo aumentare le sollecitazioni sulle strutture stabilizzatrici della spalla; un esempio di questo gesto atletico è il servizio di tennis (Fig.3.1). Inoltre il regolamento di alcune specialità sportive implica l'esistenza di condizioni che possono far crescere il rischio patogenetico per la spalla dello sportivo; tali condizioni possono essere legate alle modalità di interazione fra gli atleti negli sport di squadra o fra lo sportivo e l'ambiente in cui si svolge l'attività. Per quanto riguarda gli sport di squadra, è importante, sotto un punto di vista epidemiologico, la modalità di opposizione fra avversari; tali condizioni tuttavia, sembrano aver maggior peso nei

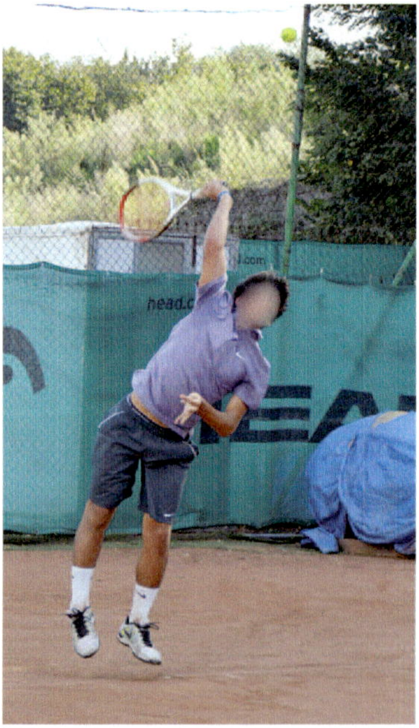

Figura 3.1 – Servizio di tennis.

confronti dell'incidenza della patologia acuta che in quella da sovraccarico o da patologia cronica.

Per quanto concerne l'ambiente, può avere importanza la caratteristica e la modalità di impiego della base d'appoggio; quest'ultima costituisce il vincolo su cui la catena cinetica poggia; tali condizioni possono determinare un incremento del rischio da sovraccarico; nella pallavolo, per esempio, la presenza della rete dinanzi all'attaccante, e il divieto di toccarla durante l'azione, determina implicitamente la presenza di una maggior azione muscolare antagonista, proprio per evitare il contatto indesiderato con la rete; nonostante l'azione di attacco si svolga in elevazione, ciò costituisce un fattore di maggiore equilibrio fra l'azione agonista e quella antagonista che potrebbe spiegare l'inferiore incidenza epidemiologica che si osserva in questa specialità sportiva "overhead" rispetto ad altre simili nelle quali l'incidenza è maggiore.

Nelle discipline di lancio dell'atletica leggera, il regolamento impone all'atleta di non oltrepassare la "pedana di lancio" neppure dopo aver effettuato il lancio; il fatto implica un certo numero di adattamenti della tecnica sportiva, quali le tecniche "rotatorie" nel getto del peso e i "passi speciali" nel lancio del giavellotto; in quest'ultima specialità sono evidenti le difficoltà che l'atleta incontra nel conciliare la massima espressione di forza esplosiva con la stabilizzazione di tutto il corpo e quindi della spalla.

3.4 Meccanismo del lancio

Il lancio è parte integrale di molti sport, anche se richiede tecniche differenti a seconda del tipo di prova. L'analisi ad alta velocità del movimento ha consentito ai ricercatori di rallentare l'atto del lanciare e di esaminare la cinetica e la cinematica implicate.

Il movimento del lancio e la meccanica relativa, sono stati suddivisi in sei fasi: **wind-up** o **raccoglimento**, **primo caricamento**, **secondo caricamento**, **accelerazione**, **decelerazione** e **accompagnamento** (Fig.3.2).

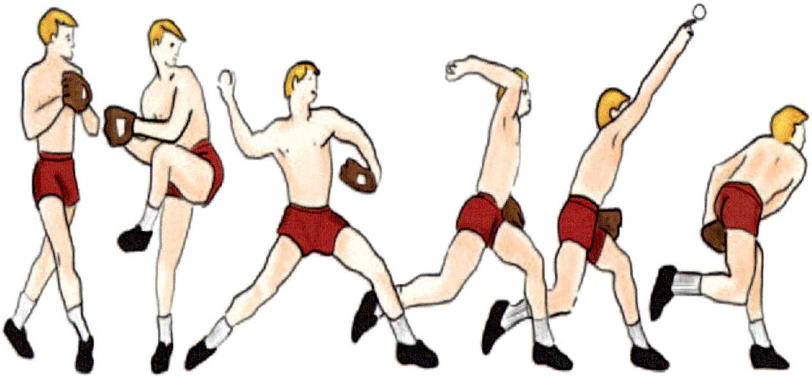

Figura 3.2 – Le sei fasi del lancio
(da Jobe FW: Operative Techniques in Upper Extremity Sports Injuries)

Durante le fasi di caricamento, accelerazione e decelerazione, possono avvenire delle lesioni a carico dell'articolazione della spalla. Il lancio al di sopra del piano equatoriale della testa è il più rapido movimento umano, occorrendo all'incirca 0,5 secondi per completarlo (dal raccoglimento al lancio).

3.4.1 Wind-up o raccoglimento

Lo scopo del raccoglimento è quello di mettere l'atleta in una posizione vantaggiosa di partenza (fase preparatoria). Il raccoglimento è una manovra relativamente lenta che prepara il lanciatore ad adeguare la postura e bilanciare il corpo mentre lo sta portando nella fase di caricamento. Questa fase comprende la rotazione del corpo, e termina quando la palla lascia la mano non dominate.

3.4.2 Primo caricamento

Questa fase inizia quando la palla viene rilasciata dalla mano non dominante e passa all'altra, la spalla si abduce e ruota all'esterno. Il corpo comincia a muoversi in avanti generando un momento. Il primo caricamento termina quando il piede anteriore tocca il terreno.

3.4.3 Secondo caricamento

Questa fase inizia quando il piede anteriore tocca il terreno. Mentre il corpo si sposta in avanti, la spalla dominante completa la massima abduzione e rotazione esterna. In questo estremo del movimento agiscono significative forze e momenti a livello della spalla.

3.4.4 Accelerazione

La fase di accelerazione inizia nel punto di massima extrarotazione e termina con il rilascio della palla. I muscoli che prima erano allungati nella fase di caricamento, diventano gli acceleratori contraendosi in modo concentrico. Il corpo viene trasferito in avanti con il braccio che lo insegue. Si ha una intrarotazione dell'omero dalla sua posizione precedente di extrarotazione trasferendo così accelerazione alla palla per acquistare velocità.

3.4.5 Decelerazione

Questa fase inizia quando la palla viene rilasciata. Si ha una decelerazione della spalla e del braccio e costituisce il 30% del tempo richiesto per dissipare l'eccesso di energia cinetica del movimento del lancio che si completa nella fase successiva.

3.4.6 Accompagnamento

L'accompagnamento completa il restante 70% del tempo richiesto per dissipare l'eccesso di energia cinetica. Il corpo si muove in avanti insieme al braccio, riducendo efficacemente le forze di distrazione esercitate sulla spalla. Termina quando tutto il movimento è stato completato.

3.5 Ergonomia del gesto "Overhead"

La biomeccanica suggerisce che la stabilizzazione del complesso articolare della spalla si ottiene quando il momento di rotazione è minimo; ciò significa che il controllo della stabilità si può ottenere attraverso una forza muscolare minima, o con una corretta posizione reciproca tra le diverse articolazioni.

A livello neuromuscolare la risposta motoria adeguata è costruita sulle afferenze sensitive, che costituiscono la base dell'informazione; tuttavia questa situazione non può prescindere da una stabilizzazione delle strutture prossimali corporee. Tale meccanismo permette un esecuzione gestuale di elevata qualità, ottenendo, cioè la massima ergonomia. Al fine di ottenere questo meccanismo è necessario che vengano a crearsi delle condizioni di base:

- corretta stabilizzazione delle strutture prossimali
- corretto reclutamento spaziale
- corretto reclutamento temporale
- equilibrio fra muscolatura agonista e antagonista.

3.5.1 Stabilizzazione

Ogni deficit del sistema di stabilizzazione dinamica sembra avere importanti ripercussioni a livello della spalla. Gli interventi di stabilizzazione muscolare della spalla non dipendono dalla forza che i muscoli sono in grado di erogare, ma dalla risultante della loro azione (forza efficace) che determina il centraggio nella glena della testa omerale. Per meglio comprendere il meccanismo della stabilizzazione è utile ricordare la classificazione funzionale dei muscoli, che fa una distinzione fra muscoli locali e globali e fra muscoli motori e stabilizzatori:

- Gli **stabilizzatori locali** (primari o profondi) hanno il compito di mantenere un'attività continua di bassa intensità in tutte le posizioni del ROM e in tutte le direzioni del movimento.
- Gli **stabilizzatori globali** (secondari o stabilizzatori del movimento) hanno il compito di generare forza e di provvedere al controllo eccentrico del ROM interno ed esterno. Per questo devono essere in grado di accorciarsi attivamente nell'ambito dell'intero arco di movimento fisiologico.
- I **mobilizzatori globali** (terziari o stabilizzatori del carico) sono i principali generatori di forza del movimento. Sono muscoli avvantaggiati nel produrre movimenti rapidi o di grande ampiezza.

3.5.2 Reclutamento spaziale

L'ottimizzazione della spinta muscolare è più importante della quantità di forza che i muscoli riescono a reclutare. Se si osserva la gestualità tecnica di sportivi occasionali o principianti, si può notare che essi hanno un utilizzo dei muscoli distali a scapito di quelli prossimali e l'impiego di timing impropri nella sequenza di attivazione delle catene muscolari. Questa situazione genera la sintomatologia di dolore alla spalla che porta ad una disorganizzazione del pattern di attivazione, reclutamento muscolare e una ridotta capacità di produzione di forza per stabilizzare la spalla. *Kibler* ha descritto tale fenomeno denominandolo discinesia scapolare.

3.5.3 Reclutamento temporale

I lanciatori professionisti cercano di indurre almeno la metà della forza attraverso la parte inferiore del corpo, riducendo così l'impegno della spalla. Se si considerano gli interventi muscolari che assicurano i movimenti della spalla, si può individuare una **catena cinetica** che va dagli arti inferiori e dal rachide fino alle dita, trovando nel complesso lombo-pelvico un importante contributo alla stabilizzazione; l'attività di questo complesso precede il movimento della spalla (Kibler, 1991).

3.5.4 Equilibrio fra muscolatura agonista e antagonista

Uno degli aspetti comuni fra molte discipline sportive sembrerebbe essere la ripetizione di gesti in adduzione-rotazione interna dell'arto superiore, indipendentemente dal grado di abduzione del braccio impiegato (overhead o underhead), dal tipo di contrazione muscolare richiesta o dalla modalità di contrazione richiesta.
La muscolatura agonista del gesto del lancio agisce prevalentemente in modalità pliometrica; la muscolatura antagonista agisce perlopiù in modalità eccentrica. La regolazione fine e continua delle variabili del movimento costituisce un'importante presupposto per lo svolgimento di un gesto tecnico corretto.

Capitolo IV
ANALISI DEI PRINCIPALI SPORT A RISCHIO

4.1 Pallavolo

La pallavolo è certamente uno sport che presuppone un ingente impegno a livello della spalla, infatti di tutte le lesioni che affliggono i giocatori di pallavolo, quelle a carico della spalla coprono circa il 20% dei casi e consistono abitualmente in tendiniti della cuffia dei rotatori e del bicipite.

La grande suscettibilità della spalla è dovuta ai ripetuti movimenti di abduzione ed extrarotazione, seguiti da estensione ed intrarotazione dell'arto superiore, il cui effetto compressivo delle strutture articolari, viene accentuato nella schiacciata dall'impatto con la palla nel punto di massima abduzione del braccio (Fig.4.1). Un'altra situazione piuttosto frequente nel pallavolista risulta essere l'instabilità di spalla con relativa sindrome di impingement. In un primo tempo, i muscoli, con funzione di stabilizzatori dinamici, riescono a compensare una modesta instabilità, diventando ipertrofici.

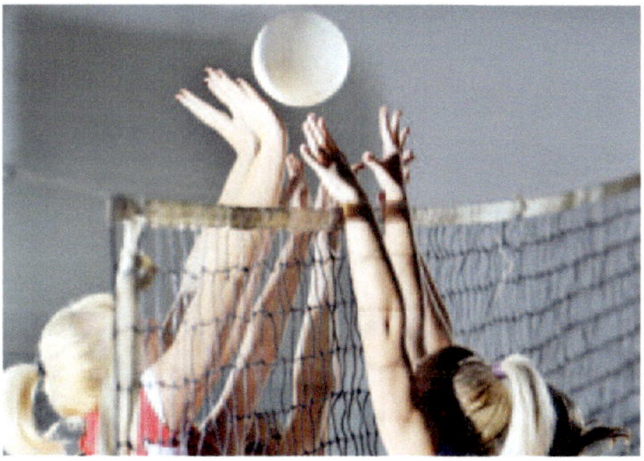
Figura 4.1 – Azione d'attacco pallavolo

Tale ipertrofia spesso si dimostra insufficiente: la testa omerale può sublussarsi anteriormente entrando in contatto con il legamento coracoacromiale; la traslazione omerale fa si che la superficie inferiore del tendine dei muscoli sovraspinoso e sottospinoso vadano in attrito con la rima posterosuperiore della glenoide determinando quella che, come già detto, si definisce "sindrome da impingement".

4.2 Tennis

Il tennis, assieme agli altri sport con la racchetta, è una delle attività ad incidenza maggiore di patologie a carico della spalla. Il dolore alla spalla nel tennista è legato ad uno squilibrio meccanico e non a fattori come infezioni ed infiammazioni. Nello specifico, per quanto concerne il tennis, i colpi alti dello smash e del servizio (Fig.4.2) determinano sollecitazioni meccaniche estreme che possono generare danni anatomici.

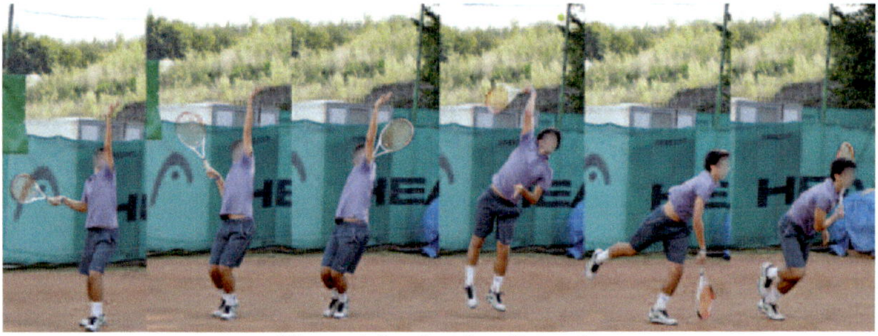

Figura 4.2 – Servizo di tennis

In effetti, nel servizio del tennis, il braccio raggiunge velocità angolari di rotazione davvero considerevoli e i tendini della cuffia dei rotatori possono essere sottoposti a distrazione. Molteplici studi hanno enfatizzato che nella fase di caricamento del servizio, sono frequenti lesioni labiali posteriori; mentre nella schiacciata e nelle fasi di accelerazione e decelerazione del servizio si verificano delle rotture anteriori.

4.3 Pallamano e pallanuoto

In questi due sport le lesioni traumatiche ed infiammatorie a carico della spalla sono similari a quelle della pallavolo. La differenza sta essenzialmente nei fattori di rischio che risultano essere maggiori in questi sport. In effetti nella pallamano, il tiro in elevazione, che rappresenta la maggioranza delle conclusioni in questo sport, si effettua in mancanza di contatto col suolo. Questa situazione determina una maggiore difficoltà nella stabilizzazione del corpo e in particolare della spalla.

Nella pallanuoto l'ambiente acquatico in cui si svolge l'attività determina difficoltà apparentemente simili a quelle del tiro in elevazione della pallamano; in realtà la situazione, per il pallanuotista che effettui una conclusione a rete, è resa ulteriormente difficoltosa dalla necessità di una concomitante azione di sostegno-galleggiamento svolta dagli arti inferiori e, contemporaneamente, dall'arto superiore controlaterale all'arto di tiro.

Il problema sta nella ricerca della posizione ideale per caricare il tiro, dipendente dall'azione di gioco; se consideriamo l'azione di conclusione ostacolata dagli avversari, talvolta con frapposizione dell'arto superiore sulla traiettoria di tiro, talvolta con contatto fisico, la problematica della stabilizzazione della spalla appare in tutta la sua difficoltà: se l'atleta vuole vedere più spazio nella porta avversaria, la sua azione favorirà l'altezza, vale a dire l'uscita dall'acqua, perdendo stabilità e potenza. Recentemente si è dimostrato che la causa principale di spalla dolorosa nei pallanuotisti è l'impingement glenoideo postero-superiore, che si verifica nella fase di massima abduzione ed extrarotazione dell'arto superiore nel tiro.

4.4 Nuoto

Nel nuovo, in particolare nello stile libero, il gesto atletico può essere suddiviso in una fase propulsiva e una fase di recupero (Fig.4.3). La fase propulsiva, e in particolare la fase propulsiva veloce, che inizia quando la mano entra nell'acqua e finisce quando l'omero si porta perpendicolarmente all'asse del tronco, è la più efficace per la spinta in avanti. Il muscolo grande pettorale è il maggior responsabile di tale fase ad-

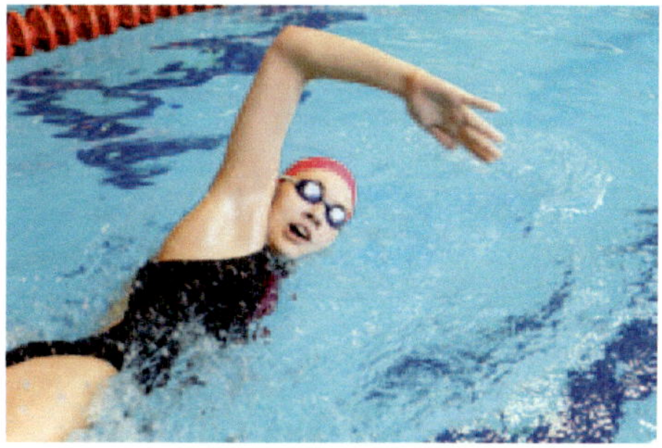

Figura 4.3 – Nuoto: braccio destro in fase propulsiva e sinistro in fase di recupero

ducendo ed estendendo l'arto superiore e portando la spalla in intrarotazione. L'eccessiva forza sviluppata dai muscoli intrarotatori della spalla, causata dalla ripetitività del gesto atletico del nuoto, in fase propulsiva, può alterare la normale biomeccanica scapolo-omerale. In questi sportivi si manifesta, con incidenza particolarmente elevata, una situazione infiammatoria a livello dei muscoli della cuffia dei rotatori, conseguente ad un conflitto tra queste strutture e la superficie antero-inferiore dell'acromion.

Inoltre, nel nuotatore, l'eccessiva forza sviluppata dai muscoli intrarotatori, determina delle lesioni microtraumatiche di vario tipo all'apparato di contenzione e stabilizzazione della spalla, con conseguente instabilità. Il 70% dei nuotatori affetti da spalla dolorosa mostra, di fatto, segni associati di impingement e di instabilità gleno-omerale, mentre sono assai rari i casi di lassità senza impingement.

4.5 Baseball

Tra gli sport "overhead", il baseball è forse quello più soggetto al quadro della spalla dolorosa. In realtà in questo sport abbiamo una cinetica del lancio molto complessa, che suttopone la spalla a molteplici sollecitazioni, maggiormente rispetto agli altri sport.

I momenti critici possono essere individuati in tutte le fasi del lancio della palla (Fig.4.4).

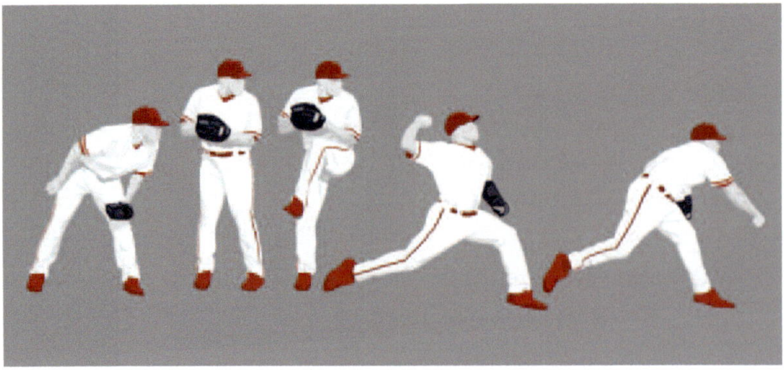

Figura 4.4 - Fasi del lancio di baseball

Già nella fase di raccoglimento, che in realtà è una fase preparatoria, abbiamo una situazione di criticità a livello della testa omerale, che può usurarsi e diventare irregolare, per azione di leva sulla porzione posteriore del labbro glenoideo.

Nella fase di caricamento del lancio vi sono molteplici sollecitazioni alla capsula anteriore della spalla, che con il continuo lanciare, può allungarsi eccessivamente; questo genera una condizione di maggior spostamento della testa omerale nel corso del caricamento terminale e ciò può clinicamente presentarsi con la sindrome del conflitto posteriore. Nella fase di accelerazione, abbiamo una situazione meccanica disfunzionale, data da limitazione di libertà nella torsione del tronco. Al rilascio della palla, la spalla che lancia dovrebbe essere intorno ai 90° 110° di abduzione a prescindere dal tipo di lancio e dallo stile del lanciatore; la differenza fra il lanciatore di baseball che effettua il lancio "al di sopra della testa" e quello che lo fa "dal fianco" non è il grado di abduzione, ma piuttosto l'inclinazione laterale del tronco.

In questa situazione aumenta la leva di forza taglio sull'articolazione gleno-omerale determinando numerose lesioni. Nella fase di rilascio e decelerazione la porzione posteriore della cuffia dei rotatori deve resistere a circa 85 kg di forza distrattiva che tende a far fuoriuscire il braccio dall'articolazione gleno - omerale nella direzione in cui la palla è stata lanciata; durante questa fase del lancio si può incorrere in lesioni quali: rotture del labbro all'inserzione del capo lungo del bicipite, sublussazione del capo lungo del bicipite per rottura del legamento trasverso e diverse lesioni della cuffia dei rotatori come rottura della superficie inferiore e sovraccarico tensivo.

In conclusione si può affermare che a causa dell'azione ripetitiva del lancio, la spalla del lanciatore di baseball va incontro a modificazioni adattive che dovrebbero essere identificate e differenziate da lesioni patologiche. La spalla che lancia presenta un'extrarotazione significativamente aumentata e un'intrarotazione diminuita rispetto alla spalla che non lancia.

Questo viene considerato un adattamento funzionale del lancio che deve essere corretto sotto un punto di vista posturale, poiché può portare a molteplici patologie precedentemente evidenziate.

4.6 Ginnastica

Sebbene la ginnastica sia inclusa tra le attività sportive "overhead", si hanno poche notizie circa le lesioni di spalla che affliggono i suoi praticanti. Particolari studi hanno evidenziato come durante la sospensione agli anelli vi è una fase critica di attività muscolare attorno alla spalla, che aumenta lo stress articolare legato all'esercizio. Ciò spiega l'insorgenza delle lesioni al cercine glenoideo, fino al distacco labiale, osservate in alcuni casi.

4.7 Golf

Per quanto non sia compreso tra gli sport "overhead", anche il golf è caratterizzato da un gesto tecnico, detto swing, potenzialmente patogeno per le strutture della spalla, specie nella fase di caricamento all'indietro. In questa fase abbiamo una situazione di danno a livello dell'articolazione gleno-omerale data dalla posizione assunta e dalla forza esplosiva generata dal colpo.

4.8 Basketball

Il basket è uno degli sport in cui la spalla soffre di maggior situazioni di potenziale danno. Tutti i movimenti di passaggio e tiro presuppongono gesti la cui ripetizione crea danni articolari. Il passaggio overhead, il colpo di uncino, il passaggio baseball ed altre tecniche di tiro, generano nell'attività sportiva squilibri muscolari, lesioni muscolari e traumi articolari, che sfociano in instabilità e sindrome da impingement.

4.9 Atletica leggera

Tutte le discipline di lancio dell'atletica leggera, sono state dopo il baseball, le più studiate circa la sintomatologia della spalla dolorosa. In questi sport abbiamo una dinamica del lancio che, indipendentemente dallo stile, presuppone movimenti "overhead" associati a situazioni meccaniche sfavorevoli date dall'oggetto lanciato. Nel lancio del giavellotto (Fig.4.5), nel getto del peso, e in alcuni movimenti del lancio del martello e del lancio del disco, sivengono a creare delle situazioni di danno a livello della spalla. Anche le caratteristiche dell'oggetto, il peso, il volume e la forma, sono indici importanti da tener presente; infatti nel lancio del giavellotto, la forma aereodinamica dell'oggetto, consente al lanciatore di raggiungere valori elevati di velocità angolare a livello della spalla, che in realtà sono incompatibili con la sua stabilità.

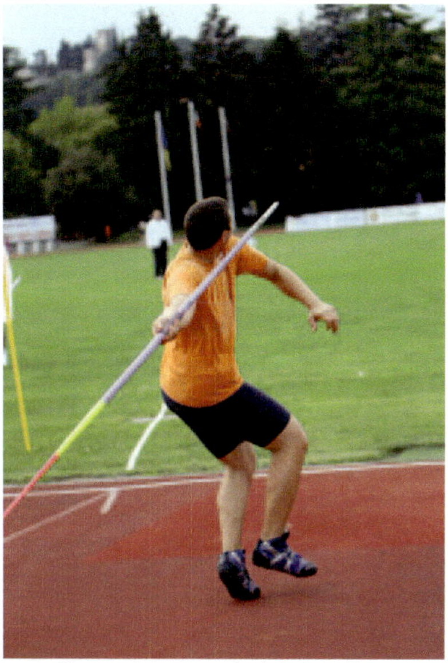

Figura 4.5 – Lancio del giavellotto

Nel getto del peso (Fig.4.6), invece, il peso dell'oggetto impone un maggiore uso di forza muscolare da parte dell'atleta, nonché la possibilità di sfruttare la cotrazione muscolare di tipo pliometrico; tuttavia l'ottimale produzione di forza richiede un'adeguata mobilità articolare e un'idonea costruzione spazio temporale.Infine, nelle discipline di lancio dell'atletica leggera, il regolamento impone all'atleta di

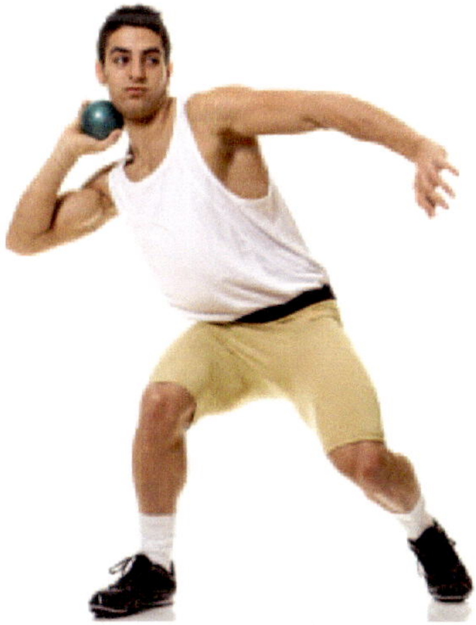

Figura 4.6 – Getto del peso.

non oltrepassare la "pedana di lancio" neppure dopo aver effettuato il lancio; il fatto implica un certo numero di adattamenti della tecnica sportiva, quali le tecniche "rotatorie" nel getto del peso e i "passi speciali" nel lancio del giavellotto; in quest'ultima specialità sono evidenti le difficoltà che l'atleta incontra nel conciliare la massima espressione di forza esplosiva con la stabilizzazione di tutto il corpo e quindi della spalla.

Capitolo V
CHINESITERAPIA DELLA SPALLA DOLOROSA

5.1 Introduzione

La riabilitazione della spalla prevede una serie di procedure integrate e finalizzate alla ripresa globale della funzionalità dell'arto superiore; il protocollo riabilitativo, pertanto, va suddiviso in tempi terapeutici precisi, con attenta valutazione dei progressi dell'atleta alla fine di ogni fase.

La **prima fase** del trattamento ha come obiettivi:

a) riduzione del dolore e dell'infiammazione, con l'ausilio di farmaci, ghiaccio e terapia fisica strumentale
b) prevenzione di retrazioni mio articolari con attenzione rivolta, da un punto di vista motorio, al gomito, al polso e alla mano, eseguendo contrazioni isometriche ed esercizi di prensione, ad esempio schiacciando una palla morbida di gomma.

La **seconda fase** del programma riabilitativo ha come obiettivo il ripristino del range di movimento senza dolore.

a) **evitare qualunque manovra aggressiva** che possa causare aumento della sintomatologia dolorosa. A tal fine si possono utilizzare tecniche di stretching passivo ed assistito o di facilitazione neuromuscolare propriocettiva (PNF), allo scopo di migliorare l'estensibilità muscolare; In questo caso è importante fare riferimento alla mobilità della spalla sana, quale termine di paragone per la valutazione dei progressi realizzati nel corso della terapia. L'obiettivo finale è quello di ottenere un range articolare sia passivo che attivo il più possibile simmetrico in tutti i piani di movimento della spalla. Occorre peraltro tener presente che negli atleti che praticano sport di lancio, si può rilevare una eccessiva rotazione esterna della spalla dominante ed una concomitante limitazione della rotazione interna quale espressione di un fenomeno adattativo, non patologico.

b) **valutazione posturale**: è difficile poter risolvere un problema di sovraccarico della cuffia dei rotatori qualora l'esame statico e dinamico posturale riveli una rigidità del tratto cervicale con spalle anteriorizzate, scapole anteposte ed elevate o un piccolo pettorale contratto, senza apportare un'adeguata correzione posturale.

Dopo il raggiungimento di una soddisfacente articolarità si passa alla **terza fase** del trattamento riabilitativo che prevede un progressivo ripristino della forza muscolare ed un ricondizionamento specifico al gesto sportivo. In questa ultima fase l'atleta può riprendere gradualmente ad allenarsi, sotto stretto monitoraggio, attraverso dei test di forza e potenza con dinamometri isotonici che consentono l'incremento progressivo dell'attività sulla base dei miglioramenti clinici e strumentali.

5.2 Controllo del dolore dell'infiammazione

La prima fase del trattamento riabilitativo ha come obiettivo fondamentale quello di ridurre il dolore e l'infiammazione.

Questa situazione è fondamentale nella stesura di un buon programma riabilitativo, perché la sintomatologia di tipo acuto, se non risolta, non permette una buona estrinsecazione della pratica fisioterapica. Un buon ausilio che può essere utilizzato in questa fase è il **ghiaccio**. La crioterapia ha buoni effetti antinfiammatori e antidolorifici; l'applicazione di 20 minuti di ghiaccio per ogni ora, costituisce, in aggiunta al riposo funzionale, una buona situazione risolutiva. Anche l'uso di farmaci antinfiammatori non steroidei, per via orale o attraverso pomate o gel risulta essere di aiuto. Sotto un punto di vista fisioterapico, inoltre, vi sono molteplici strumenti di terapia fisica, che se correttamente impiegati, danno ottimi risultati e favoriscono il passaggio alla fase successiva del trattamento fisioterapico. Tra i più usati abbiamo l'elettrostimolazione nervosa transcutanea (Tens), la Tecarterapia e la Laserterapia CO2.

5.2.1 Elettrostimolazione nervosa transcutanea (TENS)

Con il termine Tens (acronimo di Transcutaneous electrical nerve stimulation ossia Elettrostimolazione nervosa transcutanea) si intendono una serie di correnti antalgiche utilizzate per la terapia dei disturbi muscolo-scheletrici. La terapia Tens utilizza una corrente rettangolare ad una frequenza inferiore ai 150 Hz, con impulsi mono o bi-fasici. Il criterio di applicazione prevede l'uso di elettrodi posti a livello della zona algica da trattare.

L'effetto biologico si esplica esclusivamente attraverso un'azione antalgica, secondo la teoria del "Gate Control". Essa spiega il meccanismo di trasmissione del dolore nel corno posteriore del midollo spinale sulla base del fatto che il dolore è una risposta alla stimolazione sensoriale. A livello del corno posteriore del midollo vi è un'area composta da una sostanza gelatinosa, che contiene varie fibre nervose. Alcune fibre trasmettono la sensazione di dolore, altre fibre trasmettono il dolore primitivo. Secondo le ipotesi, ripetute stimolazioni ridurrebbero la trasmissione del dolore ai neuroni secondari per mezzo di un meccanismo di gate.

Questo tipo di stimolazione elettrica, dunque, risulta essere molto utile per il trattamento del dolore nella spalla dolorosa nello sportivo; inoltre recenti studi hanno dimostrato che l'applicazione locale di un apparecchio Tens contribuisce in maniera determinante al rilasciamento dei gruppi muscolari sottoposti ad esercizi di allungamento.

5.2.2 Tecarterapia

Il trasferimento energetico capacitivo e resistivo è una forma particolare di termoterapia endogena che utilizza frequenze comprese tra 0,45 MHz e 1,2 MHz. L'apparecchiatura è composta da un generatore di onde corte e di elettrodi opportunamente studiati per ottenere particolari effetti biologici.

L'effetto si ha grazie alla formazione di un campo magnetico ad alta frequenza mediante due elettrodi contrapposti che generano all'interno del tessuto una migrazione di cariche ioniche verso i poli opposti. Si crea inoltre un effetto termico locale mediante un'energia termica endogena secondaria al flusso di correnti ioniche; la temperatura più alta all'interno della cellula comporta un aumento del metabolismo, cioè un maggior afflusso di sostanze nutritizie e ossigeno all'interno e di cataboliti all'esterno.

Ci sono tanti modelli di Tecarterapia che variano in base alla frequenza, alla potenza, al tipo di materiali utilizzati ecc. Nella pratica si appoggia un elettrodo passivo, "piastra", a contatto con il corpo del paziente, poi si lavora con un secondo elettrodo sulla zona da trattare, questo può essere guidato manualmente dal fisioterapista oppure fissato al tessuto patologico del paziente. La piastra determina una differenza di potenziale tra due punti, permettendo il passaggio di corrente. Se il secondo elettrodo viene spostato manualmente bisogna spalmare della crema veicolante sulla zona da trattare per facilitarne lo scorrimento. In base alla patologia, il fisioterapista deciderà se utilizzare il circuito resistivo o quello capacitivo oppure entrambi.

Il sistema capacitivo ha un target biologico più superficiale (muscoli e tessuti molli), quello resistivo più profondo (osso e strutture che vi si inseriscono). Nel trattamento della spalla dello sportivo si sono avuti brillanti risultati per quanto riguarda si la riduzione dell'infiammazione che del dolore. Il trattamento prevede una durata di almeno 20 minuti.

5.2.3 Laserterapia CO2

L'espressione LASER rappresenta l'acronimo di Light Amplificator by Stimulated Emission of Radiation (amplificazione di luce per mezzo di emissione stimolata di radiazioni). La luce laser, che è stimolata e non riscontrabile in alcun fenomeno naturale, è polarizzata, cioè vibra coerentemente su un solo piano, è monocromatica, in quanto prodotta da una sola frequenza e con un'unica lunghezza d'onda, è in coerenza di fase. L'apparecchio per la produzione di raggio laser è costituito da un mezzo attivo (solido, liquido o gassoso), fornitore degli atomi che, adeguatamente eccitati (da una reazione chimica, una luce ad alta intensità, od una radiazione elettromagnetica) emettono fotoni i quali, tramite un risonatore a 2 specchi, vengono opportunamente organizzati, amplificati e collimati. Il laser a CO_2 è un laser a gas, di grosse dimensioni, il materiale attivo è l'anidride carbonica e produce una luce invisibile nell'infrarosso con lunghezza d'onda di 10600 nm; le potenze che si riescono ad ottenere sono molto elevate, sino a qualche centinaio di Watt.

Il laser a CO_2 può essere dotato di un braccio meccanico con specchi riflettenti all'interno che, indirizzando la luce su una lente defocalizzante, consentono di ridurre la potenza, rendendo il fascio lineare e permettono un effetto scanner simile a quello dei laser a bassa potenza. Il passaggio di energia luminosa produce, per effetto Joule, un riscaldamento tissutale, con conseguente effetto antinfiammatorio e analgesico.

Nel trattamento della spalla dolorosa sono stati fatti degli studi sulla durata del trattamento, la frequenza e la potenza da utilizzare per avere l'effetto auspicato. La terapia più comunemente eseguita prevede potenza di emissione 2-3 Watt, trattamento a scansione della superfice anteriore e posteriore della spalla per un tempo totale di 10-12 minuti. Sono stati ottenuti ottimi risultati non solo per quanto riguarda la riduzione del dolore, ma anche per la riduzione dell'impotenza funzionale nei soggetti sottoposti a tale trattamento.

In conclusione si può affermare come questo tipo di terapia fisica, nel trattamento della spalla dolorosa nello sportivo, sia molto conveniente ed efficace, sia per la semplicità dell'applicazione e della breve durata della seduta, sia per gli effetti benevoli e sia per la scarsità di effetti collaterali. L'unica nota negativa è rappresentata dal costo dell'apparecchiatura che è molto alto.

5.2.4 Le onde d'urto

Le onde d'urto sono onde acustiche ad alta energia prodotte da un generatore di vario tipo:

a) elettroidraulico
b) elettromagnetico
c) piezoelettrico.

La terapia con onde d'urto, in medicina, è stata utilizzata in medicina interna per patologie litiasiche renali e delle vie biliari. Abbastanza recentemente è stata applicata con buoni risultati, nell'ambito della medicina dello sport, nelle patologie a carico dell'apparato muscolo scheletrico.

Esse hanno un doppio effetto:

1. effetto diretto sul tessuto nella zona bersaglio e, per fenomeni di riflessione, più accentuato nei punti di passaggio tra tessuti molli (tendini, muscoli) e tessuti più compatti (ossa e formazioni calcifica);
2. effetto indiretto di "cavitazione" (depressione che segue l'impulso) che supera la elasticità del tessuto.

Questi due effetti incrementano la vascolarizzazione nella zona trattata, per stimolazione delle fibre simpatiche. Il risultato è la rimozione dei fattori flogogeni con rilascio di sostanze che stimolano la "capillarizzazione" (formazione di nuovi vasi).Nell'osso, in caso di fratture recenti, si produce un analogo effetto con aumento di vascolarizzazione e stimolo osteogenico (formazione di tessuto osseo). Oltre all'effetto antiflogistico, le onde d'urto determinano riduzione del dolore per inibizione dei nocicettori. Questi pertanto non trasmettono l'impulso doloroso e mediante il rilascio locale di endorfine, riducono la sensibilità dolorifica. Ulteriore attività offerta dalle onde d'urto è la scomparsa delle calcificazioni muscolari prodotte da traumi muscolari provocata da frammentazione e cavitazione nella calcificazione stessa con conseguenti disorganizzazione e frammentazione. I detriti vengono rimossi con il passaggio nei vasi neoformati.

5.3 Terapia manuale

Nel trattamento fisioterapico riveste un ruolo fondamentale la terapia manuale. Per avere un corretto recupero funzionale, un ripristino dell'articolarità della spalla e una buona elasticità della spalla, senza sacrificarne la stabilità, risulta essere fondamentale il lavoro manuale svolto dal fisioterapista sul complesso della spalla. Dopo il ripristino di un movimento articolare senza dolore, bisogna ristabilire la corretta mobilità della spalla, incrementando il ROM articolare e lavorando sulle strutture retratte.

Inoltre studi recenti hanno dimostrato l'efficacia della terapia manuale nel "ricentraggio" passivo della testa omerale in caso di instabilità, seguita da esercizi miotensivi per la corretta cinematica della spalla. Tra le forme di terapia manuale utilizzate in questa situazione abbiamo le tecniche di mobilizzazione passiva e lo stretching.

5.3.1 Tecniche di mobilizzazione passiva

La mobilizzazione passiva rappresenta una pratica cinesiterapica eseguita dal fisioterapista senza la partecipazione attiva del soggetto al movimento; non è previsto alcun movimento muscolare attivo o volontario, ma si richiede il massimo rilasciamento da parte del soggetto. È impossibile impedire che le posizioni imposte dall'esercizio passivo determinino risposte muscolari, ecco perché si può affermare che non esiste un esercizio passivo in assoluto, se non nel cadavere o negli arti completamente denervati.

La mobilizzazione passiva è utilizzata anche nella fase acuta per il trattamento della spalla dolorosa nello sportivo, perché previene le limitazioni articolari, modifica lo stiffness muscolare con positivi riflessi sul recupero motorio, conserva l'estensibilità e l'elasticità delle parti molli, mantiene la lubrificazione articolare, mantiene il trofismo muscolare ed inoltre le sono stati attribuiti anche molti effetti antiflogistici ed antidolorifici in concomitanza con la terapia precedentemente analizzata. Per una corretta esecuzione la mobilizzazione passiva deve essere fatta in modo analitico, considerando i movimenti che interessano più segmenti per lo stiramento di un muscolo poli-articolare, e la presa deve garantire un movimento sicuro con minimo sforzo del fisioterapista.

5.3.2 Stretching

È una particolare forma di mobilizzazione passiva che viene "forzata" dal fisioterapista per recuperare l'ampiezza di un movimento limitato. Durante la fase acuta della patologia l'infiammazione e l'immobilità possono generare delle modificazioni alla resistenza all'allungamento del muscolo; con lo stiramento si può ristabilire la situazione fisiologica iniziale. Per effettuare una buona seduta di stretching (Fig.5.1) è importante tener presente il tempo sufficiente di applicazione, le ripetizioni e l'intensità.

Per quanto riguarda la spalla dell'atleta, generalmente si vengono a creare dei compensi funzionali che portano a retrazioni delle strutture muscolo-articolari sia della parte posteriore che della parte anteriore.

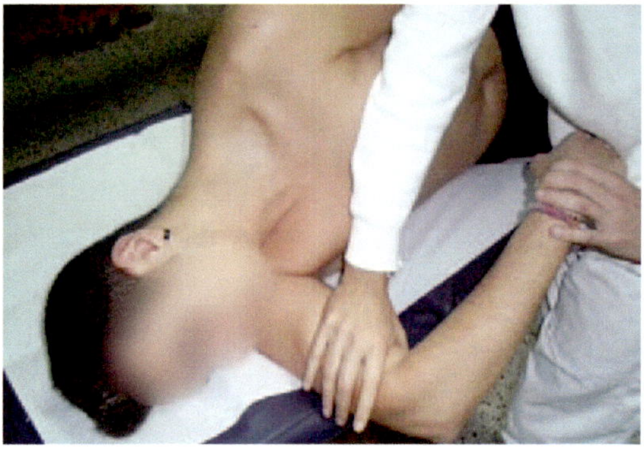

Figura 5.1 – Stretching spalla

Uno stiramento della parte posteriore della spalla agisce beneficamente sulle retrazioni della capsula articolare posteriore, molto frequenti nel gesto "overhead". Uno stiramento della parte anteriore va ad agire sui gruppi muscolari antero-interni adduttori ed intrarotatori, quali il grande dorsale, il grande e piccolo pettorale responsabili di squilibri che generano instabilità alla spalla. Può frequentemente concomitare la rigidità del rachide cervicale con ulteriore aggravio del quadro cinetico della spalla.

Il rachide cervicale infatti costituisce un'importante elemento rotatorio della catena cinetica durante la fase di lancio, perché influisce sulla posizione e sulla mobilità della scapola. Un corretto stiramento dei muscoli del rachide cervicale, prevalentemente lo sternocleidomastoideo e gli scaleni, migliora la mobilità dell'articolazione scapolo-toracica ristabilendo la "clearance" del lancio.

5.4 Tecniche di riabilitazione attiva

5.4.1 Esercizi di Codman

Se teniamo un'articolazione per lungo tempo in una situazione d'ipomotricità, condizione dovuta all'infiammazione e al dolore, si avranno sicuramente degli esiti di retrazione e di disidratazione delle strutture molli articolari e peri-articolari. In questa situazione molto utili risultano essere gli esercizi pendolari di Codman (Fig.5.2), i quali, oltre a permettere una mobilizzazione passiva con capi articolari diastasizzati, creano un effetto "pompa", con esiti positivi sulla nutrizione e la riparazione dei tessuti cartilaginei danneggiati. Questi esercizi vanno eseguiti con il massimo rilassamento della muscolatura della spalla, in modo da ottenere per effetto della forza di gravità un'azione di allontanamento delle struttura articolari. Spesso si utilizzano dei pesi legati al polso per aumentare questo effetto di decoattazione; ovviamente il peso non deve essere eccessivo altrimenti si andrebbe a creare una condizione di contrazione riflessa di difesa.

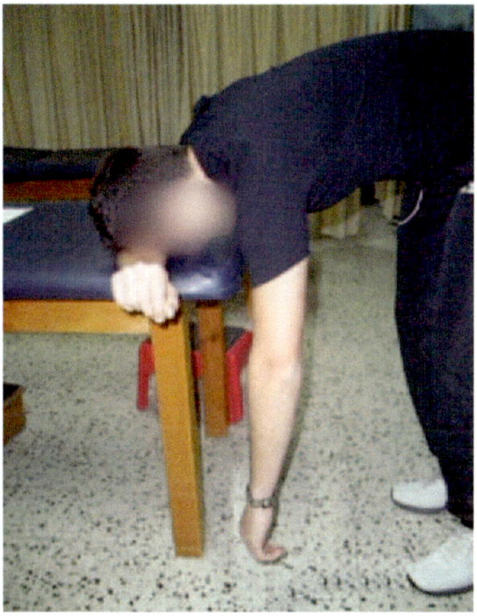

Figura 5.2 – Esercizi pendolari di Codman

Il training di tipo Codman prevede molteplici esercizi eseguiti in rom protetto e su tutti i piani di movimento. Gli esercizi possono essere eseguiti in posizione prona col braccio al di fuori del lettino o in posizione eretta con il tronco flesso a 90° con appoggio anteriore e colonna ben allineata. Il training di tipo Codman prevede-molteplici esercizi eseguiti in rom protetto e su tutti i piani di movimento. Gli esercizi possono essere eseguiti in posizione prona col braccio al di fuori del lettino o in posizione eretta con il tronco flesso a 90° con appoggio anteriore e colonna ben allineata.

5.4.2 Esercizi di elasticizzazione dell'apparato capsulo-legamentoso retratto

Questi esercizi sono finalizzati al recupero dell'articolarità.

Essi devono precedere quelli di rinforzo muscolare, giacchè questi ultimi, agendo su un'articolazione rigida, provocherebbero dolore, con conseguente maggiore limitazione funzionale. Inoltre, un muscolo che lavora in un range articolare ridotto, non può esprimere le sue massime potenzialità sia in accorciamento che in allungamento.

Le tecniche manipolative utilizzate, permettono dei movimenti di allontanamento e di avvicinamento delle strutture articolari con variazioni di pressioni intrarticolari che favoriscono gli scambi nutritizi della cartilagine articolare, con miglioramento del trofismo delle strutture cartilaginee.

5.4.3 Esercizi di stiramento muscolare (PNF)

Una volta ottenuto un buon ROM dell'articolazione gleno-omerale si procede con esercizi di allungamento dei muscoli retratti. Questa fase è molto importante, in quanto, come già riferito, le caratteristiche principali della spalla dolorosa sono la perdita del basculamento della scapola (responsabile della sindrome da conflitto durante il gesto "overhead") ed il cattivo posizionamento della testa omerale nella cavità glenoidea durante il movimento. Queste condizioni sono generalmente provocate da contratture muscolari antalgiche di molti muscoli intrinseci ed estrinseci.

Il lavoro si sviluppa iniziando dal trattamento dei muscoli estrinseci dell'articolazione, poi di quelli intrinseci utilizzando il metodo delle PNF e sfruttando il principio neurofisiologico di "massima contrazione – massimo rilasciamento" ed, in alcuni casi, anche il principio "dell'innervazione reciproca" per il quale la stimolazione dei muscoli agonisti facilita un rilasciamento di quelli antagonisti; sulla base del rilasciamento ottenuto si esegue un allungamento passivo con il paziente in fase espiratoria. Per evitare dolore, durante l'esecuzione di questa tecnica, si sono utilizzate contrazioni isometriche. In altri momenti sono stati eseguiti solo semplici "pompage".

5.4.4 Esercizi per il recupero del gesto motorio corretto

Un paziente con spalla dolorosa "dimentica" gli schemi motori relativi ad essa, perché il nostro cervello neutralizza le informazioni che provengono da quel distretto per ridurre le afferenze nocicettive.

Di conseguenza l'intervento riabilitativo deve mirare alla riprogrammazione degli informatori articolari e peri-articolari per il recupero della memoria del gesto motorio. Questi esercizi (Fig.5.3) prevedono l'esecuzione del gesto motorio del lancio attraverso degli ausili disponibili in commercio utili anche per la fase importante del recupero finale della spalla, prima di mandare il giocatore in campo. In tal maniera il gesto sportivo viene ripetuto più volte in breve tempo sotto l'occhio attento del fisioterapista.

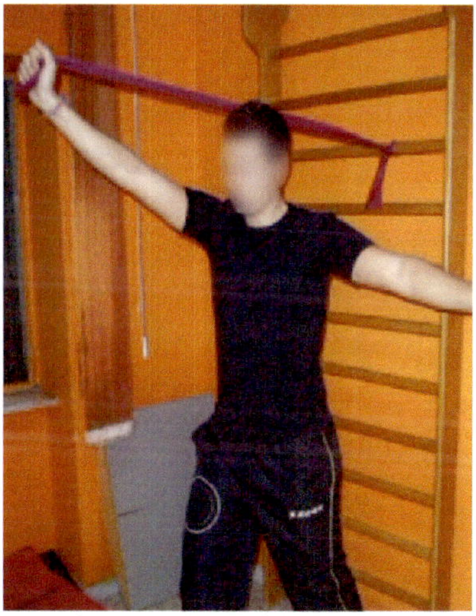

Figura 5.3 – Esercizi di recupero gesto motorio

Questa caratteristica sfrutta la opportunità dimostrata da studi sull'apprendimento motorio di Adams e Smith: minor è il tempo di feedback tra un gesto è l'altro, meglio si fissa livello sottocorticale l'idea del gesto corretto.

È inoltre preferibile parlare di "idea motoria" più che di contrazione controllata dei singoli muscoli. La nostra capacità di apprendere è per simulazione: quando imitiamo un gesto, dal cervello parte l'idea globale di quel movimento e non una successione di contrazioni che fanno quel movimento.

Ecco che imitando un gesto, pur non avendo a disposizione tutta la catena cinetica muscolare (per traumi, dolori o cicatrici) il corpo riesce ad eseguire il gesto da imitare, compensando nel contesto di uno schema complessivo.

5.5 Rieducazione propriocettiva

Questi esercizi hanno lo scopo di riprogrammare gli informatori periferici (recettori cutanei, peri-articolari e articolari) al fine di ripristinare posture e schemi motori corretti da utilizzare nell'attività sportiva.

Gli esercizi propriocettivi sono utilizzati fin dall'inizio del trattamento riabilitativo per cui si adeguano alle possibilità motorie e costituiscono il chiaro segno del recupero funzionale. Inoltre, occorre ricordare che negli atleti che praticano sport di lancio, è possibile rilevare una eccessiva rotazione esterna della spalla dominante ed una concomitante limitazione della rotazione interna quale espressione di un fenomeno adattativo, tutt'altro che patologico. Alcuni lavori effettuati su animali e di recente anche sull'uomo, hanno dimostrato la presenza di meccanocettori sia a livello della capsula articolare che del labbro glenoideo ed inoltre la presenza di un arco riflesso di probabile natura protettiva fra i recettori capsulari ed alcuni dei muscoli della cuffia dei rotatori, mediato dalle branche dei nervi sottoscapolare e soprascapolare.

L'apparato propriocettivo della spalla, esattamente come quello del ginocchio, subisce delle alterazioni del controllo neuromuscolare dopo un trauma di una certa entità e/o dopo microtraumi ripetuti nel tempo.

Pertanto è necessario inserire nel programma riabilitativo esercitazioni per il ripristino del senso cenestesico e per una stabilizzazione dinamica articolare. Gli esercizi propriocettivi vengono fatti dapprima con l'aiuto del fisioterapista, poi con l'avanzare del programma riabilitativo anche con pesi, elastici (Fig.5.4) e, dove è possibile, anche con apparecchiature isocinetiche, al fine di ottenere una progressione graduale della difficoltà dell'esezio. Essi vengono effettuati secondo schemi di movimento combinati per permettere al singolo muscolo di contrarsi dallo stato di massimo allungamento a quello di massimo accorciamento e attivare nel contempo l'intera catena cinetica coinvolta in quel determinato schema d'azione.

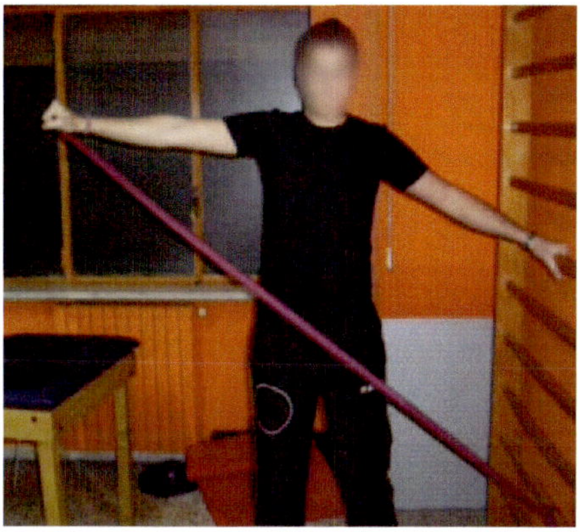

Figura 5.4 – Esercizi con elastici

Per la spalla, l'esercizio viene effettuato su piani diagonali compresi tra i tre piani cardinali di movimento, frontale, sagittale e trasversale. In un primo tempo al movimento di adduzione della spalla si associa l'intrarotazione dell'omero, la pronazione dell'avambraccio e la flessione del gomito, cui segue in un secondo tempo l'abduzione della spalla, l'extrarotazione dell'omero, la supinazione dell'avambraccio e l'estensione del gomito.

Ulteriori studi hanno dimostrato che gli esercizi in catena cinetica chiusa garantiscono maggiori risultati sullo sviluppo del controllo propriocettivo. Nel mantenere una posizione e nel fare un movimento in catena cinetica chiusa gli atleti migliorano il controllo neuromuscolare perché hanno la necessità di far lavorare i muscoli in catena: trovando appoggio sugli stabilizzatori, i muscoli motori sono più liberi di effettuare azioni ed esprimere potenza. Pur essendo gli arti superiori molto utilizzati nella vita quotidiana, è molto difficile coinvolgerli in un'attività propriocettiva a catena cinetica chiusa; un valido strumento è l'attività in acqua, dove tutto il corpo lavora in catena cinetica chiusa.

5.6 Trattamento idrochinesiterapico

Negli ultimi anni l'idrochinesiterapia ha aperto nuove frontiere terapeutiche, che fino ha qualche tempo fa erano ignorate.

Questa pratica è molto utilizzata nella società riabilitativa attuale e rappresenta un trattamento alcune volte molto più efficace di quello a secco per determinate patologie. L'idrochinesiterapia, per le sue caratteristiche peculiari, costituisce il mezzo elettivo per un intervento precoce di recupero sia fisico, ma anche psicologico.

L'aspetto psicologico si rende concreto nella verifica di potere eseguire una gestualità senza scatenare atteggiamenti di difesa scatenati dal dolore, grazie alla facilitazione esercitata nell'ambiente liquido dal galleggiamento.Questo risulta essere fondamentale per un recupero più agevole, soprattutto nella sindrome della spalla dolorosa, in cui è proprio il dolore nell'atto dell'abduzione che induce atteggiamenti di difesa e la conseguente utilizzazione di cinesie scorrette. Tipico dell'idrochinesiterapia è il recupero fisico graduale, in quanto attraverso l'utilizzo di ausili specifici, che sfruttano in modo differenziato la resistenza dell'acqua, si può attivare un impegno muscolare opportuno.

In una fase successiva, dopo aver modificato col trattamento a secco alcuni comportamenti motori, possono essere eseguite, in acqua, movimenti in vari modi, che impegnano in modo utile e finalizzato i muscoli deficitari della spalla dolorosa.

Le caratteristiche dell'idrochinesiterapia sono relative ai fenomeni della galleggiabilità e della resistenza dell'acqua, con un contemporaneo effetto miorilassante conseguente al massaggio prodotto dai vortici ed all'effetto termico. Altrettanto importante è l'effetto analgesico del calore che si ottiene utilizzando acqua riscaldata ad una temperatura di 32°-35°C. Il calore innalza la soglia di sensibilità al dolore determinando anche una sedazione generale e rilasciamento muscolare.

Un altro effetto è il manifestarsi di fenomeni sensoriali quali un miglior apprezzamento della posizione del proprio corpo e del senso di movimento dovuti alla percezione della pressione esercitata dall'acqua su tutto il corpo.Questo effetto si traduce in una sensazione di maggior sicurezza nell'esecuzione dei movimenti. Il mezzo idrico, più denso rispetto all'aria, permette inoltre movimenti controllati ed eseguiti contro una leggera resistenza.

5.6.1 Proprietà fisiche dell'acqua

La galleggiabilità di un corpo immerso in acqua è spiegata dal principio di Archimede, secondo cui il peso apparente di un corpo è uguale al peso reale meno il valore della spinta di Archimede e, secondo alcuni studiosi, è pari a 7% per un'immersione fino al collo. Da questi presupposti risulta evidente che nella terapia della spalla dolorosa:

- Si ha la possibilità di allontanare in tutte le direzioni il braccio dal corpo senza l'intervento del muscolo deltoide; ciò è molto positivo perché ne evita la componente ascensionale.
- Si può sviluppare un ROM senza provocare dolore a patto che non vi siano delle retrazioni mio- capsulo- legamentose.
- Nella fase di affondamento dell'arto, per la resistenza opposta dall'acqua, si ha una contrazione con effetti positivi per il coinvolgimento dei muscoli adduttori.
- La resistenza opposta dall'acqua è un altro tipico fenomeno ed è correlato a vari fattori:
- La velocità di esecuzione del movimento – con l'aumentare della velocità aumenta la resistenza opposta dall'acqua.
- La superficie di attacco del corpo in spostamento – con l'aumentare della superficie aumenta la resistenza.
- La forma del corpo che si sposta – condiziona la direzione e la capacità di penetrazione nell'ambiente liquido.

5.6.2 Tecnica di riabilitazione in acqua

L'evoluzione del piano di lavoro passa attraverso tappe progressive e specifiche al fine di ottenere il miglior risultato possibile dal trattamento.

Si effettuano in questo ordine:

- Esercizi di rilassamento generale mediante galleggiamento assistito.
- Esercizi di rilassamento specifico – per i muscoli del collo, della spalla e del braccio con movimenti di allontanamento

dell'arto dal fianco utilizzando la flessione laterale, anteriore e posteriore del busto.

- Esercizi di galleggiamento – dell'arto con l'ausilio di vari galleggianti fino alla superficializzazione dell'arto, favorendo prima l'anteposizione, poi l'abduzione sul piano fisiologico della scapola, quindi la retroposizione e l'abduzione frontale.
- Esercizi di rotazione della spalla, con gomito flesso al fianco, a braccio teso pendente, in abduzione a gomito flesso ed esteso.
- Esercizi di adduzione, partendo da una posizione in abduzione raggiunta con l'ausilio di un galleggiante.
- Esercizi di adduzione, con l'ausilio di attrezzi che, per la loro forma, aumentano la resistenza opposta dall'acqua.
- Esercizi di spostamento dell'arto immerso, eseguiti con attrezzi che condizionano la direzione del movimento in base all'inclinazione della superficie di attacco.
- Esercizi di scivolamento e galleggiamento a braccia tese.
- Esercizi di traslocazione, utilizzando vari stili, curando la linea di estensione dell'arto nella fase d'immersione e la velocità e direzione dell'adduzione nella fase di trazione.

5.7 Rieducazione posturale

L'esperienza ci ha insegnato che, molto spesso, il recupero della patologia intrinseca è rallentato dal permanere di atteggiamenti posturali scorretti che si sono instaurati nel tempo o per supportare una posizione antalgica o per le cattive informazioni provenienti dai recettori periferici. Per questo motivo, dopo un primo trattamento cinesiterapico specifico della patologia, bisogna rivolgere l'attenzione anche al recupero dell'armonia posturale globale. La ginnastica posturale globale, la RPG degli autori francesi, è sempre indicata nelle patologia da sovraccarico della spalla, ma riveste un carattere prioritario quando siano presenti delle anomalie posturali (ipercifosi, antiversione della spalla, ecc.).

La nostra impalcatura corporea è mantenuta in asse dall'unione di sistemi muscolo connettivali, i quali vanno incontro a delle retrazioni. Il modo più corretto di ridurre la retrazione è di allungare non il singolo muscolo ma globalmente la catena. Questo allungamento si basa su leggi fisiche di deformazione della materia, secondo le quali per deformabilità viene indicato un allungamento permanente di un corpo elastico dopo uno stiramento prolungato; quindi il guadagno di allungamento dopo la trazione (D) è dato dal rapporto tra forza di stiramento (FS) e il coefficiente di elasticità (Ce), moltiplicato per il tempo di trazione (T):

$$D = FS/Ce \times T$$

Con questa formula appare evidente che, sia la forza applicata che il tempo sono direttamente proporzionali al guadagno; inoltre è chiaro che si possono utilizzare delle minime forze di trazione prolungate per molto tempo per avere un allungamento adeguato. Tuttavia è necessario sottolineare che i bruschi e forti stiramenti del nostro organismo sono avvertiti come un'aggressione e come tale il sistema muscolo-connettivale reagisce contraendosi.

Ogni materiale ha un proprio coefficiente di elasticità che può essere influenzato da diversi fattori fisici. Ad esempio il caldo aumenta l'elasticità del connettivo, quindi, per migliorare l'elasticità per una gara è corretto eseguire l'allungamento dopo il riscaldamento.

Se invece dobbiamo ristabilire un corretto equilibrio posturale, la facilitazione del riscaldamento potrebbe fuorviarci, quindi, è preferibile eseguirlo a freddo. Per avere un buon allungamento dei sistemi muscolo-connettivali si ha bisogno di molto tempo e di una condizione di rilassamento psicologico.

Quando si mette il paziente in postura, è necessario coordinare la respirazione addominale (abbassamento della gabbia toracica e gonfiare l'addome).

Infatti i muscoli della respirazione (diaframma, intercostali, scaleni) rientrano nella catena principale anteriore e come tutti i sistemi muscolo-connettivali vanno incontro a delle retrazioni. Una non corretta respirazione non allungherà adeguatamente i muscoli respiratori e di conseguenza la catena anteriore, mantenendo una zona di retrazione. Tali posture vanno mantenute per dei tempi variabili dai 10 ai 30 minuti. Durante queste posture il terapista deve rilevare eventuali compensi che il paziente tende ad instaurare e con opportune manovre rendere cosciente il paziente di questi atteggiamenti stimolando l'annullamento del compenso.

I principali compensi da evitare sono: bloccare la respirazione, marcare la zona lombare, staccare il bacino, avvolgere le spalle, piegare i gomiti, rilassare la nuca.

5.8 Altre proposte terapeutiche

5.8.1 Bendaggio funzionale

Il bendaggio funzionale è una tecnica di immobilizzazione parziale volta a ridurre i tempi di guarigione rispetto alle metodiche di immobilizzazione tradizionali. Un'articolazione viene infatti messa in scarico e protetta, soltanto nella direzione di movimento dolorosa o patologica.

Tale tecnica fu messa a punto e introdotta in fisioterapia negli anni 60 da un gruppo di ricercatori americani. Si ottiene attraverso l'applicazione mirata di bende e cerotti adesivi. Le bende possono essere di varie misure (cm 6-8-10), e di diverso grado di estensibilità. Alcune bende sono elastiche in larghezza, altre in lunghezza, altre ancora in entrambe le direzioni; vengono impiegate a seconda delle indicazioni. Per bloccare l'articolazione si utilizza il cerotto o tape anelastico.

Le funzioni del bendaggio sono:

- ridurre le trazioni sui tendini durante i movimenti di stiramento passivo per la contrazione dell'antagonista;
- ridurre le tensioni statiche gravanti su alcuni tendini dovute a delle retrazioni muscolari in alcune situazioni di riposo,

così facendo miglioriamo il metabolismo della struttura tendinea che viene irrorata, dai vasi peri-tendinei, solo nella fase di "detensione";
- mantenere una trazione continuata su alcune fasce, determinando l'allungamento delle stesse.

Questo tipo di bendaggio non limita la mobilità della spalla durante i gesti sportivi (schiacciata, battuta, ecc.), ma permette di ridurre il dolore dell'infiammazione aumentando la performance.

5.8.2 Taping neuromuscolare

Il Taping Neuromuscolare (Fig.5.5) è usato in ambito sportivo prima, durante e dopo il gesto atletico; prima per preparare-pre venire e dopo per defaticare. Questa tecnica si basa sulle fisiologiche capacità di guarigione del corpo, stimolate dall'attivazione del sistema "neuro-muscolare" e "neurosensoriale", secondo i più recenti studi di neurofisiologia. Essa è una tecnica correttiva sia meccanica che sensoriale.

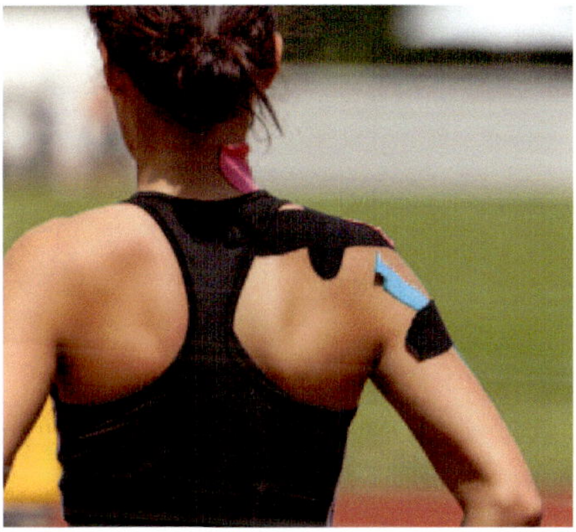

Figura 5.5 – Applicazione del Taping Neuromuscolare durante l'attività fisica.

Nella fase riabilitativa il neurotaping si applica per migliorare la circolazione sanguigna e linfatica, ridurre l'eccesso di calore e di cataboliti presenti nei tessuti e ridurre l'infiammazione; Inoltre agisce sui sistemi analgesico-endogeni, riduce gli allineamenti imprecisi causati da spasmi e muscoli accorciati, normalizza il tono del muscolo e migliora il ROM. **E' utilizzato come completamento dell'attività chinesiterapica.** Per un paziente sportivo il taping neuromuscolare può essere applicato durante l'attività o per la riabilitazione e il recupero. Durante l'attività fisica questo cerotto si applica per ottenere:

sostegno del muscolo, correzione dei problemi articolari e tendinei e sostegno delle strutture post-trauma. Ovviamente scopo di questa tecnica è quello di ottenere un effetto di normalizzazione globale sia a livello muscolo-tendineo che a livello articolare, ne consegue un'attività fisica sostenuta e alleviata dal dolore. Nella fase riabilitativa, invece, il neurotaping si applica con tecniche miranti a rimuovere la congestione della circolazione dei fluidi corporei con la sua azione **drenante**, azionare i sistemi analgesici endogeni per stimolare il sistema inibitore spinale e il sistema inibitore discendente con la sua azione **stimolante** e **inibitrice**, e correggere i problemi delle articolazioni con la sua azione di **sostegno**.

Questi due approcci migliorano la prestazione fisica assieme alla riabilitazione tramite la situazione di drenaggio e correzione meccanica. La tecnica ha raggiunto una buona espansione nell'attività' sportiva di alto livello soprattutto dopo l'ampio uso fatto durante le Olimpiadi di Pechino e di Londra. Nell'ultimo periodo stiamo assistendo alla diffusione in Italia di un'altra tecnica basata su cerotti a forma di reticolo, detti "Cross Taping"; questi vengono applicati sui punti grilletto dell'agopuntura, generano uno stimolo neuromuscolare che permette al flusso energetico di stabilizzarsi e riequlilibrarsi.

Il Cross taping (Fig.5.6) è particolarmente indicato nei problemi di tipo articolare e muscolare, ma viene utilizzato anche per mal di testa o dolori generici. È resistente all'acqua, può essere portato per più giorni e la sua efficacia sarà tale finchè manterrà la sua buona adesione al tessuto cutaneo. ovviamente essendo una tecnica importata dalla medicina orientale al momento non vi sono basi scientifiche sul suo effettivo valore terapeutico.

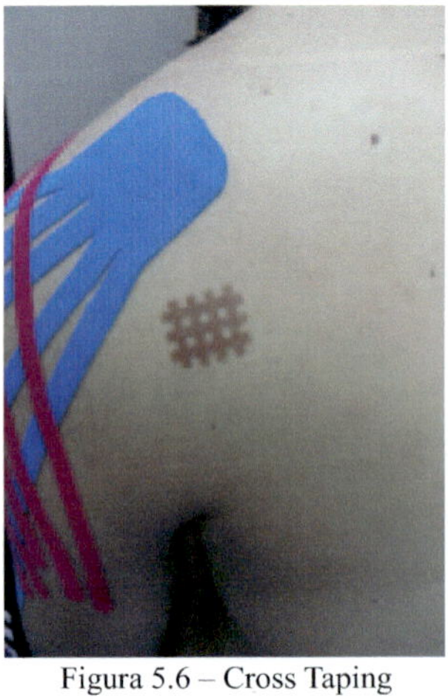

Figura 5.6 – Cross Taping

5.9 Potenziamento muscolare

Dopo il raggiungimento di una soddisfacente articolarità l'atleta passa alla terza fase del programma riabilitativo che prevede un progressivo ripristino della forza dei vari muscoli assieme ad un ricondizionamento specifico al gesto sportivo. In questo frangente il potenziamento deve basarsi su due principi: la specificità e il sovraccarico. La specificità si riferisce sia agli esercizi che stimolano particolari muscoli o gruppi muscolari responsabili del movimento necessario per lo svolgimento della attività specifica.

Vanno quindi considerati: il tipo di sforzo richiesto (aerobico o anaerobico), il tipo di contrazione (concentrica, eccentrica, isometrica) e gli angoli articolari ai quali si sviluppa l'azione muscolare. Il sovraccarico si riferisce ai metodi impiegati per migliorare le caratteristiche fisiologiche del muscolo considerato, basandosi sulla frequenza, durata e intensità dell'esercizio. Al fine di incrementare adeguatamente la forza di un muscolo, bisogna gradualmente sovraccaricarlo.

Si inizia eseguendo prima esercizi isometrici e successivamente isotonici a bassa resistenza e numerose ripetizioni. Con il miglioramento delle condizioni di forza dell'atleta si può introdurre anche l'esercizio isocinetico che consente sia alle basse che alle alte velocità angolari una stimolazione massimale delle fibre muscolari per tutto l'arco del movimento.

Si inizia con i movimenti di intra ed extrarotazione della spalla, con l'arto in lieve abduzione, aumentando successivamente il grado di abduzione dell'arto superiore per poi passare ai piani di movimento diagonali; lo schema prevede l'utilizzo di programmi concentrici, eccentrici o combinati. Durante il periodo del potenziamento isocinetico, l'atleta deve alternare esercitazioni con resistenze elastiche allo scopo di riprodurre il gesto specifico della propria disciplina sportiva.

5.9.1 Potenziamento con pesi

Il potenziamento con pesi va intrapreso solo alla remissione della sintomatologia dolorosa e dopo aver raggiunto un soddisfacente livello di estensibilità a carico dei più importanti gruppi muscolari, per non arrecare ulteriori sovraccarichi al distretto lesionato.

In fase iniziale si utilizzano basse resistenze ed alto numero di ripetizioni con un incremento progressivo del carico in funzione delle condizioni dell'atleta.

In primis bisogna curare il potenziamento dei muscoli che regolano l'equilibrio della scapola sul piano toracico: i romboidi, il gran dentato, l'elevatore della scapola. Poi andranno potenziati i muscoli della cuffia dei rotatori, utilizzando il piano della scapola che numerosi autori definiscono come il piano di movimento più fisiologico e che determina meno tensioni nocive sull'apparato di stabilizzazione capsulo-legamentoso gleno-omerale. Gli esercizi (Fig.5.7), con un numero variabile di serie e di ripetizioni, riguardano in un primo momento gli extrarotatori, limitando opportunamente l'escursione articolare in presenza di dolore e successivamente gli intrarotatori. Accanto al potenziamento dei muscoli rotatori, va eseguito il rinforzo dei depressori della testa omerale, quali il grande pettorale, il gran dorsale, il grande rotondo e soprattutto il bicipite brachiale che riveste un ruolo di primaria importanza nella fase decelerativa dei lanci. Negli sport "overhead", lo squilibrio muscolare tra potenti intrarotatori (pettorali, sottoscapolare, grande dorsale e grande rotondo) e gli extrarotatori (piccolo rotondo, sottospinoso e sovraspinoso), genera anche una situazione posturale erronea a livello della spalla che compie in gesto sportivo: cade in avanti e appare più bassa dell'altra.

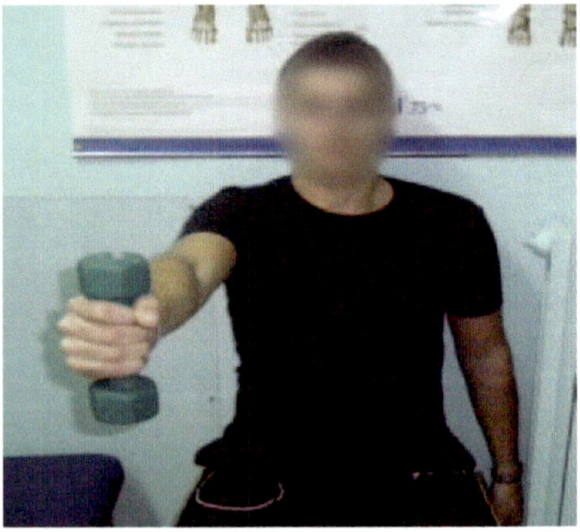

Figura 5.7 – Esercizi di potenziamento con pesi.

In questo caso per ristabilire una corretta armonia posturale si può intervenire con il rinforzo muscolare dei muscoli deficitari. Si eseguono esercizi di abduzione delle spalle con lieve extrarotazione per il muscolo sovraspinoso ed esercizi di extrarotazione del braccio per gli altri ruotatori esterni.

5.9.2 Esercizio isocinetico

L'esercizio isocinetico può essere introdotto in una fase avanzata ponendo particolare attenzione all'intensità e alla quantità di lavoro eseguito, dal momento che un eccessivo carico potrebbe scatenare una sintomatologia dolorosa. Il rinforzo isocinetico dei muscoli intrarotatori ed extrarotatori va eseguito a velocità differenziate tra 180°/sec in extrarotazione e 300°/sec in intrarotazione. Le velocità di lavoro possono essere abbassate di 30° ogni 4-5 sedute senza mai scendere al di sotto di 100°/sec. L'esercizio viene svolto con atleta posizionato in ortostatismo con il gomito flesso a 90° e il braccio abdotto e anteposto di 45°.

In extrarotazione l'arco di movimento va limitato in presenza di dolore; successivamente gli stessi gruppi muscolari vanno esercitati a 90° di abduzione, in posizione seduta sia in modalità concentrica che eccentrica.

Quando l'atleta è in grado di allenarsi tranquillamente in questa posizione si introduce l'esercizio isocinetico su piani diagonali. Le velocità utilizzate in questo caso sono preferibilmente quelle alte con il seguente andamento decrescente/crescente ("a clessidra"): 300° - 270° - 240° - 270° - 300°/sec. È da sottolineare che uno dei limiti dell'isocinetica è che la velocità angolare raggiunta da questi dispositivi è di gran lunga inferiore a quella prodotta in gesti esplosivi come i lanci, e che la spalla posizionata su apposite leve, non è completamente libera ed è costretta ad eseguire solo archi di movimento limitati. Può anche essere effettuato un test isocinetico al termine della rieducazione per valutare comparativamente rispetto alla spalla controlaterale l'ampiezza del ROM, la forza muscolare sviluppata ed i suoi relativi parametri e il rapporto tra muscoli agonisti/antagonisti. Il test viene effettuato con movimenti di intra ed extrarotazione su due velocità: 5 contrazioni a 180°/sec e 10 contrazioni a 300°/sec. Il test consente di valutare il momento opportuno per il ritorno alla attività agonistica.

5.9.3 Esercizi pliometrici

La contrazione pliometrica è un tipo di contrazione muscolare molto utilizzata oggi in ambito sportivo come strumento per migliorare le performance sportive, in particolar modo in quegli sport in cui la componente di forza esplosiva è ampiamente richiesta.

Il termine pliometria deriva dal greco - Pleos = Più e Metros = Misura - e sta a significare maggiore lunghezza. Questo tipo di contrazione muscolare si verifica quando una struttura muscolare viene accorciata dopo aver subito un pre-stiramento dovuto alla forza carico, sia questo il peso corporeo o un carico aggiuntivo applicato al soggetto.

L'esercizio pliometrico agisce in maniera fondamentale su:

- Sincronizzazione delle varie unità motorie.
- Frequenza degli impulsi nervosi.
- Coordinazione inter e intramuscolare.
- Influenza del biofeedback delle cellule di Renshaw.
- Influenza della struttura morfologica (% di fibre FT).

La funzione principale degli esercizi pliometrici è quella di stimolare le capacità neuromuscolari provocando sollecitazioni progressive in grado di sviluppare in tempi brevissimi elevati feedback neuromuscolari. Una volta ultimato il recupero dell'articolazione dal punto di vista della mobilità (R.O.M.) e della stabilità, prima di riportare l'atleta al gesto specifico di gara bisogna testare il soggetto attraverso esercizi pliometrici quali:

- lanci in abduzione ed extrarotazione;
- lanci in extrarotazione;
- lanci in appoggio monopodalico;
- esercizio pliometrico integrato.

Questo protocollo pliometrico è fondamentale, specialmente se siamo di fronte a sport come il tennis, la pallavolo, il basket o, in generale, tutte quelle attività dominate dal "lancio".

5.10 Ritorno all'attività sportiva

Prima del rientro dell'atleta nell'ambiente sportivo vanno eseguiti esercizi speciali per migliorare le doti di coordinazione consentendo l'esecuzione fine e precisa di gesti complessi. Gli esercizi speciali possono essere di tipo generale per incrementare le caratteristiche fisiologiche proprie dell'attività sportiva praticata, e di tipo specifico con esercizi a secco mediante elastici ad impegno progressivo.

Inoltre, il ritorno all'attività sportiva deve essere monitorato; il medico e il fisioterapista, in collaborazione con l'allenatore e il preparatore atletico, devono valutare con attenta osservazione lo sportivo per verificare il persistere di tutti i criteri di eleggibilità all'attività agonistica. Molto utili, come precedentemente descritto, possono essere in tal senso il test isocinetico ed il protocollo pliometrica. In caso di positiva valutazione, il ritorno all'attività sportiva deve essere graduale ed è necessario che l'atleta mantenga i progressi di forza, potenza, resistenza ed elasticità.

Un ultimo fattore, ma non meno importante, deve precedere la ripresa dell'attività sportiva: la prevenzione. Infatti, lo scopo di quest'ultima è quello di educare lo sportivo sui rischi derivanti dall'attività praticata e sulle modalità d'intervento per evitare ulteriori ed eventuali infortuni.

Protocollo Riabilitativo

Fase	Obiettivi del trattamento	Tipo di trattamento
1	Controllo del dolore e della infiammazione	• Riposo • Crioterapia • Terapia strumentale: elettroterapia antalgica Tecarterapia Laserterapia Onde d'urto • Chinesiterapia passiva ed isometrica • Taping • Bendaggio funzionale • Chinesiterapia in acqua
2	Ripristino del R.O.M.	Chinesiterapia: • Passiva • Stretching • Movimenti pendolari di Cod-man • Es. di F.N.P. • Es. propriocettivi • Es. in acqua Taping
3	Potenziamento muscolare	Chinesiterapia: • strettching • Es. di F.N.P. • Es. propriocettivi Potenziamento: • pesi • isocinetica • pliometria Rieducazione posturale Taping
5	Ritorno all'attività agonistica	Rieducazione al gesto motorio complesso Potenziamento muscolare Prevenzione: preparazione atletica ottimale

Conclusioni

La spalla è senza dubbio l'articolazione più complessa del nostro apparato locomotore. La sua grande mobilità, direttamente proporzionale alla sua instabilità, rende il cingolo scapolo-omerale un'articolazione impegnativa da rieducare, sia che ci si trovi di fronte a un soggetto normale sia che si tratti di un atleta. In particolare, tutti gli sport che implicano un gesto "overhead" vanno a generare ulteriori condizioni di stress a livello del complesso della spalla, aggravando uno status già fisiologicamente critico.

Tutti i quadri clinici che fanno capo alla sindrome della "spalla dolorosa" nello sportivo, infatti, sono il risultato di congiunture biomeccanicamente sfavorevoli correlate al tipo di attività svolta dall'atleta; in molti sport sono proprio le situazioni ambientali, gli oggetti utilizzati e i regolamenti a presupporre dei gesti che vanno oltre le possibilità motorie e fisiche della spalla.

Tuttavia, nonostante le complicazioni e le implicazioni che un simile apparato può originare in connessione con l'esercizio fisico, i protocolli d'intervento riabilitativo adottati sono molto efficaci. Infatti, tutte le conoscenze acquisite in ambito riabilitativo-sportivo hanno consentito l'evoluzione delle tecniche di recupero, favorendo il ritorno all'attività sportiva in tempi relativamente brevi.

L'autore rivolge un ringraziamento particolare all'editore Dott. Cristian Cavinato per la sua assistenza generosa e distinta, e del livello professionale dimostrato che ha consentito l'attuale realizzazione dell'opera.

Bibliografia

1. Andrews J.R. - Harrelson G.L. - Wilk K.E.
   Riabilitazione nella traumatologia dello sport.
   Verducci Editore – Roma 2010

2. Bernabei – Pecchioli – Di Marco
   Applicazioni pratiche dell'utilizzo della diatermia nella patologia di spalla.
   Martina Editore – Bologna 2008

3. Bigliani L.U. – Codd T.P. – Connor P.M. – Levine W.N.
   Shoulder Motion and Laxity in the Professional Baseball Player.
   Am J Sports Med – New York 2007

4. Brotzman S.B. – Wilk K.E.
   La riabilitazione in ortopedia.
   Dompè – Torino 2004

5. Celuppi P. – Mantovani G. – Baudi P.
   Ruolo della rieducazione propriocettiva nel trattamento delle instabilità di spalla.
   XVII international congress on sport rehabilitation and traumatology – Modena 2008

6. Davis T. – Blanksby B.A.
   A cinematographic analysis of the overhand water polo throw.
   Journal of Sports Medicine and Physical Fitness - Vol.17 2010

7. Donatelli R. – Robert A.
Physical therapy of the shoulder.
Churchill Livingstone Elsevier – Philadelphia 2011

8. Fusco A. – Foglia A. – Musarra F. – Testa M.
La spalla nello sportivo.
Masson S.p.a – Milano 2005

9. Guerrazzi F. – Guadagnini G. – Robol S. – Marani S. – Zanfisi C.
Laserterapia CO2 nella spalla dolorosa: protocollo terapeutico e valutazione dei risultati.
Edi-ermes - Giornale italiano di medicina riabilitativa vol.14 – Napoli 2000 – Atti del XXVIII Congresso Nazionale.

10. Jobe F.W. – Pink M.
Shoulder injuries in the athlete: the instability continuum and treatment.
J. Hand therapy, California 1991

11. Kapandji I.A.
Fisiologia articolare.
Monduzzi Editore – Bologna 2009

12. Mc Master W.C. – Roberts A. – Stoddard T.
A correlation between shoulder laxity and interfering pain in competitive swimmers.
Am J Sports Med Vol.17 – New York 1998

13. Neer C.S. – Welsh R.P.
The Shoulder in sports.
Orthop. Clin. North America - 1997

14. Pasqualino A. – Panattoni G.L.
Anatomia Umana.
Utet – Torino 2009

15. Pirola V.
Cinesiologia del movimento umano.
Edi Ermes – Milano 2006

16. Pope T.L. – Bloem H.L. – Beltran J. – Morrison W.B. – Wilson D.J.
Diagnostica per immagini in traumatologia muscoloscheletrica.
Elsevier S.l.r. – Milano 2009

17. Rockwood C.A. – Matsen F.A. – Lippitt S.B. – Wirth M.A.
The shoulder , volume 1.
Saunders Elsevier – Philadelphia 2009

18. Scott M. – Lephart – Freddie H. F.
Proprioception and neuromuscolare control in joint stability.
Human Kinetics – USA 2000

19. Sijmonsma J.
Manuale Taping Neuro Muscolare, Prima edizione rivista italiana.
Aneid – Cascais 2010

20. Stella L.
Bendaggio funzionale dell'arto superiore.
Edi Ermes – Milano 2002

21. Summant G.K. – Hawkins R.J. – Warren R.F.
The shoulder and the overhead athlete.
Lippincott Williams & Wilkins – Philadelphia 2004

22. Taverna E. – Pascal G. – Randelli P.
Shoulder Instability.
Timeo , Bologna 2010

23. Todd S. Ellenbecker
Shoulder Rehabilitation.
Thieme Medical Publishers , New York 2006

24. Wilk K.E. – Reinold M.M. – Andrews J.R.
The athletes shoulder.
Churchill Livingstone Elsevier – Philadelphia 2009

25. Wilk K.E. – Andrews J.R. – Zarins B.
Injuries in baseball.
Lippincott Raven – New York 1998

Indice

Capitolo III
IL GESTO SPORTIVO "OVERHEAD" .... » 23

Capitolo IV
ANALISI DEI PRINCIPALI SPORT A RISCHIO

Capitolo V

Finito di stampare
nel mese di marzo 2026
presso Rotomail Italia S.p.A. – Vignate (MI)